Thomas Fritzsche

Die Frau, deren Arm sich hängen ließ

Liebe Leserin, lieber Leser,

„Eine Klientin/ein Klient vereinbart mit ihrer/seiner Therapeutin oder ihrem/seinem Therapeuten einen Termin, um mit dieser/diesem über das Problem zu reden, welches sie/er mit ihrem/seinem Vater hat."

Das hört sich einfach nicht schön an.

Deshalb wird aus Gründen der besseren Lesbarkeit in diesem Buch von dieser Stelle an neben einer gelegentlichen Doppelnennung das Maskulinum verwendet. Ich hoffe, dennoch gleichermaßen weibliche und männliche Personen anzusprechen, ebenso wie „diverse" Menschen.

Thomas Fritzsche

Thomas Fritzsche

Die Frau, deren Arm sich hängen ließ

... und weitere Geschichten aus der
psychologischen Praxis

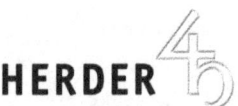

FREIBURG · BASEL · WIEN

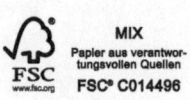

© Verlag Herder GmbH, Freiburg im Breisgau 2021
Alle Rechte vorbehalten
www.herder.de

Satz: Röser MEDIA, Karlsruhe
Herstellung: GGP Media GmbH, Pößneck

Printed in Germany

ISBN Print 978-3-451-63007-1
ISBN E-Book 978-3-451-83007-5

Für das wunderschöne Mädchen

There's a crack, a crack in everything
That's how the light gets in

Leonard Cohen

Inhalt

Einleitung........................... 9

Geschichten von der Weisheit der Seele 15
Die Frau, deren Arm sich hängen ließ 15
25 Jahre Angst........................... 26
„Sei doch mal locker!"..................... 37
Existenzielle Fehler........................ 45
Rauchzeichen durch Zeit und Raum 61
Der rettende Rückfall...................... 71
Rent a friend 85
„Wenn ich nur wüsste, weshalb ich saufe"........ 102
Blut ist im Schuh 110
„Wir haben uns nie gestritten ..." 131

Erläuterungen........................... 147
Therapieverfahren 149
Daumenregeln und Grundgedanken............. 159
Psychologe, Psychotherapeut, Psychiater? 172
Nutzen – Schönheit – Respekt 176

Dank 181

Literatur................................ 185

Einleitung

Ein Psychotherapeut erlebt die verschiedensten Dinge. Er nimmt täglich teil am Leben anderer Menschen. Diese öffnen sich in unterschiedlichem Maß, teilen ihre persönlichen Erfahrungen, Gedanken und Sorgen mit ihm. Teilen ihre Geschichte.

Manche Geschichten wirken beim Zuhören vielleicht zunächst banal. Andere wiederum erscheinen entsetzlich – man fragt sich, wie ein einzelner Mensch solche Erlebnisse ertragen kann. Aber in jeder Geschichte, ob entsetzlich oder vermeintlich banal, ist persönliches Leid enthalten. In jedem Kontakt verbirgt sich der Wunsch, dass sich etwas ändern möge – im Alltag oder im Innenleben.

Indem Therapeuten die Menschen, die zu ihnen kommen, begleiten, werden sie für ein Weilchen zu einem Teil ihrer Geschichten. Zugleich werden diese Menschen auch Teil der Geschichte ihres Therapeuten. Insofern kann man Psychotherapie beschreiben als die Begegnung zweier Menschen, die gemeinsam an einer Geschichte arbeiten mit dem Ziel, dieser einen guten Ausgang zu verschaffen.

In mehr als 30 Jahren Tätigkeit als Psychotherapeut haben sich mir manche dieser gemeinsam erlebten, gemeinsam fortgeschriebenen Geschichten in besonderer Weise eingeprägt – aus vielen unterschiedlichen Gründen.

Haben sie dennoch einen gemeinsamen Nenner? Die Antwort auf diese Frage liegt für mich in der Überschrift des Hauptteils dieses Buches: Besonders einprägsam, besonders bemerkenswert wurde eine Geschichte dann, wenn ich als Psychotherapeut Zeuge sein durfte von etwas, was ich hier als *„Weisheit der Seele"* bezeichnen möchte.

Die Seele, oder jedenfalls das Unbewusste, ist in meinem Verständnis keine Kammer des Schreckens, in der verbotene Wünsche und Laster vor dem Kammerbesitzer selbst verborgen aufbewahrt werden und gelegentlich ausbrechen. Das Unbewusste ist auch kein Fiesling, der einem Streiche spielt.

Ich habe gelernt, Konzepte auf ihre Nützlichkeit hin zu untersuchen. Das Konzept des üblen Unbewussten ist sehr alt, aber nicht automatisch sehr klug. Insbesondere ist es für meine Arbeit als Psychotherapeut nicht nützlich.

Ein anderes Konzept erscheint mir dagegen außerordentlich nützlich: Dort versteht man das Unbewusste als kluge und hilfreiche Instanz. Wertvolle Informationen werden hier aufbewahrt. Dieses Unbewusste kennt uns besser, als wir uns selbst kennen. Wir haben in der Regel nur nicht die Möglichkeit, es direkt zu befragen.

Manchmal steht uns unsere Erziehung im Weg, bestimmte Denkgewohnheiten und Regeln, die wir ungeprüft von unseren Eltern übernommen haben. Regeln, die wir schon so lange befolgen, dass wir mit unserem bewussten Verstand gar nicht merken, dass es keine Naturgesetze sind. Deshalb wissen wir nicht immer, dass wir Regeln, die uns einschränken, ändern können.

Diese Sichtweise des Unbewussten erlebe ich als sehr hilfreich für den therapeutischen Alltag, für das Gelingen von Psychotherapie. Milton H. Erickson, ein amerikanischer Arzt, Psychotherapeut und Pionier der modernen Hypnosetherapie, hat besonders klar und deutlich diese

Weisheit des Unbewussten betont. Er hat mit seinem Denken eine große Anzahl von Therapierichtungen und unzählige Therapeuten maßgeblich beeinflusst.

Verschiedene direkte Schüler Ericksons haben sich mit der Art beschäftigt, wie dieser Hypnose angewandt hat: als Möglichkeit, Kontakt mit dem Unbewussten aufzunehmen und so Lösungen zu entwickeln, die vom rationalen Verstand alleine nicht gefunden werden konnten.

Diese Schüler waren meine Lehrer, über viele Jahre und bis heute, in unzähligen wertvollen Seminaren und auf Kongressen, und natürlich auch durch ihre Bücher. Mein Bild über die Weisheit der Seele ergibt sich aus dem, was ich von diesen Lehrern lernen konnte.

Die Geschichten dieses Buches sind Geschichten, die ich gemeinsam mit meinen Klienten erleben durfte. Die Lösungen, die wir finden konnten, verdanke ich dieser Schule, diesen Lehrern. Ihnen ist eines gemeinsam: Sie glauben an die Kraft des Unbewussten. Sie arbeiten lösungsorientiert, sie arbeiten stärkenorientiert.

Die Geschichten sprechen, so hoffe ich, für sich selbst. Falls Sie sich darüber hinaus dafür interessieren, welche Methoden bei der Lösungsfindung helfen können, habe ich am Ende des Buches ein kurzes Kapitel mit Erläuterungen angefügt. Dort schildere ich in groben Zügen, welchen Grundgedanken ich folge, um Veränderung anzustoßen.

Die Aufgabe des Psychotherapeuten ist es, Geschichten positiv zu beeinflussen. Es geht darum, Türen zu öffnen, die verschlossen sind, oder Wege zu finden, die bis dato unsichtbar schienen.

Die Weisheit der Seele zeigt sich dabei in ganz unterschiedlichen Momenten, Ereignissen, Impulsen. Manchmal ist das vermeintliche Problem bereits die Lösung – für ein anderes, größeres Problem. Ob jemand raucht, ob jemand plötzlich einen gelähmten Arm hat oder einen schweren Rückfall am Ende der Angsttherapie: Was nach einem Problem aussieht, ist manchmal der Versuch, auf einer anderen Ebene eine Herausforderung zu meistern.

Es ist für mich jedes Mal bereichernd, gemeinsam mit einem Klienten Zeuge zu werden, wie überraschend Veränderung stattfinden kann – fast wie von selbst.

Natürlich denke ich lieber an die Geschichten zurück, bei denen eine positive Entwicklung gelungen ist. Nicht immer haben sich die Klienten so leicht und spielerisch bewegt wie in manchen dieser Geschichten. Vielleicht zeigt sie sich eben in den beeindruckenden Veränderungen besonders deutlich: die Weisheit der Seele.

Dieses Buch habe ich für Menschen geschrieben, die an psychologischen Zusammenhängen interessiert sind, für Laien, die Freude haben am Verständnis seelischer Prozesse. Die Auswahl der Geschichten ist dabei meinem subjektiven Wertesystem geschuldet:

- Was hat mich besonders fasziniert?
- Woran erinnere ich mich besonders gerne?
- Welche Situation könnte für einen Leser interessant sein?

In diesem Sinn hoffe ich, dass Ihnen meine Auswahl gefällt. Dass Sie vielleicht am Ende des Buches ähnlich fasziniert sind wie ich von der Klugheit des menschlichen Unbewussten, von der Weisheit der Seele.

Thomas Fritzsche
Ranstadt, Sommer 2020

PS: Die meisten Geschichten, die ich ausgewählt habe, liegen schon viele Jahre zurück. Natürlich sind alle persönlichen Daten (Namen, Orte, Berufe ...) so verfremdet, dass ein Zurückverfolgen einer bestimmten Person – „Ach guck: Tante Auguste war mal in Psychotherapie!" – nicht möglich ist.

Geschichten von der Weisheit der Seele

Die Frau, deren Arm sich hängen ließ

Frau Jonas ist 61 Jahre alt. Klein und schmal steht sie in der Türe, sie begrüßt mich höflich – mit ihrer linken Hand.

„Da haben wir auch schon das Problem", meint sie und deutet mit dem Kinn auf ihren rechten Arm. „Mein Arm ist gelähmt, seit drei Monaten schon. Natürlich war ich nicht nur beim Hausarzt, sondern auch beim Orthopäden und beim Neurologen. Die finden alle nichts."

Ich ziehe die Augenbrauen hoch, sage nichts und lasse sie erzählen.

Im Verlauf der nächsten halben Stunde gibt mir Frau Jonas einen Überblick über ihr Leben. Als drittes von vier Kindern war sie, wie auch ihre Geschwister, sehr streng erzogen worden. Sie hatte gelernt, Erwachsene zu respektieren und höflich zu sein. Widerworte seien in ihrer Familie grundsätzlich nicht geduldet worden.

Mit 21 Jahren hat Frau Jonas ihren Ehemann kennengelernt, einen Beamten aus dem Bauamt. Als sie 23 Jahre alt war, haben sie geheiratet. Die beiden sind nach der Hochzeit zusammengezogen, Kinder gab es keine. Frau Jonas hat vormittags in verschiedenen Haushalten geputzt, um etwas Geld zu verdienen. Nötig sei das aber nicht gewesen, meint sie.

Nach dem Tod ihres Schwiegervaters hat Frau Jonas zugestimmt, dass die Mutter ihres Mannes zu ihnen zieht. Sie haben umgebaut, sodass die Schwiegermutter eine 2-Zimmer-Wohnung im zweiten Stock des Hauses beziehen konnte. Kinder waren ja keine da, man hatte also Platz. Der Umzug erfolgte, als Frau Jonas 29 Jahre alt war.

Mit dem Einzug der älteren Dame zogen auch einige neue Regeln ein.

Aus Freundlichkeit und Respekt bot Frau Jonas an, dass sie künftig für alle drei ein gemeinsames Mittagessen kochen würde. Schon nach kurzer Zeit hatte sich fest eingebürgert, dass sie das Essen täglich um exakt 12:30 Uhr servierte. Abweichungen um mehr als zwei Minuten wurden von der Schwiegermutter nicht toleriert. Sie wurden mit kritischen Blicken geahndet, oft mit direkten Vorwürfen.

Ihr Mann sagte dazu nichts. „Es ist ja seine Mutter", meint Frau Jonas entschuldigend.

Zur gleichen Zeit schon stellte sich heraus, dass Frau Jonas nicht kochen konnte. In ihrer Erinnerung gibt es kaum eine Mahlzeit, an der nicht etwas falsch war. Zu heiß. Zu kalt. Zu salzig. Zu wenig Salz. Die falschen Beilagen. Zu lang gekocht. Noch nicht gar. Es gab unbegrenzte Möglichkeiten. Ihr Mann hatte zwar in den ersten sechs Ehejahren ihr Essen oft gelobt; als seine Mutter es nun so verlässlich kritisierte, sagte er abermals – nichts. Er saß, meistens schweigend, mit den beiden Frauen am Tisch.

Dies ging viele Jahre so. Irgendwann waren es Jahrzehnte geworden. Frau Jonas hatte ja gelernt, dass man Erwachsene mit Respekt behandelt. Deshalb war sie immer höflich, sie nickte oder schwieg, wenn ihre Fehler thematisiert wurden.

In den letzten drei Jahren war die ältere Dame zu einer alten Dame geworden. Sie wurde inkontinent, konnte erst ihren Urin, später auch ihren Stuhl nicht mehr vollständig einhalten. In den vergangenen fünf Monaten war die Schwiegermutter zunehmend bettlägerig geworden, sodass nun ihre Bettwäsche täglich gewechselt und gewaschen werden musste.

Natürlich hat sich Frau Jonas darum gekümmert. Leider hat sie auch hier – aus Sicht der Schwiegermutter – Fehler gemacht. Trotz der ständigen Vorwürfe hat sie die verschmutzte Wäsche gewaschen, und als die alte Dame vollends bettlägerig war, hat sie diese in ihrem Zimmer versorgt und gepflegt. Selbstverständlich wurde weiterhin darauf geachtet, dass das Essen pünktlich um 12:30 Uhr aufgetragen wurde. Natürlich war auch jetzt das Essen nie wirklich in Ordnung.

Hier unterbricht Frau Jonas ihre Geschichte und hält inne. Sie überlegt, was ich vielleicht noch wissen müsste. Dann fasst sie zusammen: „Jedenfalls ist seit circa drei Monaten mein rechter Arm gelähmt, ich bin komplett untersucht und meine Ärzte meinen, das sei psychisch. Kann das sein?"

Ich habe bisher nur zugehört und ein- oder zweimal nachgefragt ... jetzt nütze ich die direkte Frage und schaue ihr in die Augen.

„Frau Jonas, ich glaube, Ihr Arm ist Ihnen voraus."

Meine neue Klientin schaut mich fragend und etwas nachdenklich an.

Ich halte meinen Blick noch für einen Moment in ihren Augen, wechsle dann das Thema, ohne meinen Satz zu erläutern. Ich frage Frau Jonas, wie sie sich im Allgemeinen erhole. Erneut schaut sie fragend. Ich formuliere es anders: Was sie für sich tun würde. Um sich zu erholen. Freizeit.

Sie antwortet zögernd. Sie habe eigentlich immer im Haushalt etwas zu tun, sie stehe auf, kümmere sich um alles, koche, wasche, putze, kaufe ein ... und neuerdings sei ja noch die Schwiegermutter pflegebedürftig. Wenn sie rausgehen wollte, habe es immer schon Vorwürfe gegeben – heute noch mehr als früher.

Schließlich hat Frau Jonas nichts Wesentliches mehr zu ergänzen. Ich denke einen Moment lang nach. Dann erkläre ich ihr die Praxisregeln. Manche davon habe ich erst wenige Sekunden zuvor für sie erfunden.

Zunächst informiere ich sie über einen relevanten Sachverhalt: „Frau Jonas, zunächst einmal ein rein technisches Detail, das wir klären sollten, bevor wir Weiteres überlegen. Derzeit liegt auf absehbare Zeit der einzige freie Termin immer dienstags. Und zwar von 12 bis 12:50 Uhr."

Das ist gelogen. Ich habe verschiedene Möglichkeiten und Uhrzeiten, ich bin mit allen Klienten so variabel, wie ich kann. Hier nicht, denn es ist ein erster Testballon. Ich schaue sie aufmerksam an. Frau Jonas blinzelt ein wenig.

„Wenn es nicht anders geht ...?"

Ich nicke. Gelogen, denn es geht auch anders. Aber sie nickt auch. Der erste Test ist gut verlaufen.

Ich erkläre Frau Jonas als Nächstes ganz allgemein, dass es sich heute um ein Erstgespräch handelt. Dies dient dazu, dass man sich gegenseitig ein wenig kennenlernen kann. Beide sollen schauen, ob die Chemie passt. Außerdem versuche ich im Erstgespräch eine erste Einschätzung abzugeben, ob das Problem durch meine Hilfe gelöst werden kann. Wenn diese beiden Fragen positiv beantwortet werden, könne man eine Psychotherapie planen. So oder so ähnlich erkläre ich das allen Klienten beim ersten Termin.

Sie hört zu, nickt.

Was ich als Nächstes sage, sage ich nicht jedem Klienten. Ich erkläre Frau Jonas, dass es noch einen dritten wichtigen Punkt gebe, den sie für sich prüfen müsse. Bei meiner Therapieform gebe es strenge Regeln, die beachtet werden müssten. Jede Klientin müsse für sich entscheiden, ob sie sich darauf einlassen könne.

„Daher frage ich Sie, Frau Jonas: Sind Sie bereit, sich nach den Regeln der Praxis zu richten?"

Frau Jonas zögert – zu Recht, da sie nicht weiß, worauf sie sich genau einlassen würde.

Mir sind bei dieser absichtlich nebulösen Vorrede zwei Dinge wichtig: Erstens möchte ich tatsächlich herausfinden, ob sie aktiv kooperieren würde oder ob sie jemand sein würde, der nur klagt, ohne zu handeln. Zweitens will ich ihre volle Aufmerksamkeit für das, was ich ihr sage.

Als Frau Jonas also nicht richtig weiß, was sie antworten soll, frage ich, ob sie ein Beispiel brauche. Sie nickt sofort, schaut mich an. Ich bin sicher, dass ihre Aufmerksamkeit zu 100 Prozent bei mir ist.

„Die wichtigste Regel lautet: Es gibt hier immer wieder mal Hausaufgaben. Diese müssen ohne Widerrede befolgt werden."

Auch das ist Quatsch. Ich schlage manchmal Aufgaben oder Übungen für die Zeit zwischen den Sitzungen vor – die Klienten dürfen selbstverständlich ablehnen. Frau Jonas darf das nun offiziell nicht. Weil ich das so massiv formuliere, zögert sie wieder, und ich helfe ihr erneut: „Bevor wir entscheiden, ob Ihnen eine Therapie hier etwas bringt, möchte ich Ihnen ein oder zwei Beispiele für solche Hausaufgaben geben. Einverstanden?"

Sie nickt, weiterhin vollkommen auf meine Worte konzentriert, und ich fahre fort.

„Zum Beispiel wäre in Ihrem Fall die erste Hausaufgabe, dass Sie weiterhin, natürlich, das Essen für Ihre kleine Familie kochen, also für sich, Ihren Mann und Ihre Schwiegermutter. Daran ändern wir nichts. Die einzige Bedingung: Das Essen darf ab heute nie mehr zwischen 12:20 Uhr und 12:40 Uhr serviert werden. Nie mehr."

Frau Jonas holt Luft, aber ich bin noch nicht fertig.

„Dazu kommt folgende Nebenbedingung: Diese Veränderung erfolgt ohne ein einziges Wort von Ihrer Seite. Keine Erläuterung, auf keinen Fall irgendeine Entschuldigung."

Frau Jonas schaut mich sehr lange sehr prüfend an. Ich schaue so streng ich kann zurück. Schließlich antwortet sie.

„Das ist wohl so etwas wie eine ärztliche Verordnung?"

Ich könnte schwören, dass ich in einem Augenwinkel ein klein wenig Schalk, ein klein wenig Humor aufblitzen sehe. Sicherheitshalber bleibe ich aber ernst und nicke.

„Ich bin kein Arzt, ich bin Psychologe. Aber Sie können es gerne so betrachten."

„Dann geht es ja wohl nicht anders", meint sie, und erneut sehe ich das schalkhafte Glitzern in Frau Jonas' Augenwinkeln. Diesmal bin ich mir sicher, dass ich mich nicht täusche: Sie durchschaut, was ich mache. In dem Moment spüre ich, dass die Therapie funktionieren wird.

„Eines noch, Frau Jonas", leite ich meine nächste Schwindelei ein, „es ist auch grundsätzlich so, dass ich von meinen Klienten erwarte, dass sie direkt nach unseren Terminen für mindestens eine Stunde in Ruhe irgendwo sitzen und über die wesentlichen Themen des Gesprächs nachdenken. In Ihrem Fall würde ich sehr dringend die Eisdiele von Paolo & Riccarda empfehlen. Ob Sie dort einen Cappuccino trinken oder ein Eis essen, ist mir egal."

Auch das ist Unsinn. Die Eisdiele gibt es, sie liegt 100 Meter schräg gegenüber von meiner Praxis. Aber die Regel gibt es nicht, es gibt höchstens für manche Klienten eine solche Anregung. Eine Regel ist es nur für Frau Jonas. Diese fragt mich: „Heute auch schon?"

Ich lasse mir meine Überraschung nicht anmerken, nicke und sage: „Ja, heute auch schon."

„Wow", denke ich, „die Frau ist schnell, und sie ist pfiffig!"

Wir vereinbaren einen nächsten Termin. Dienstags, natürlich um 12:00 Uhr … Wir reichen uns feierlich die Hand und verabschieden uns.

Frau Jonas kommt die nächsten beiden Dienstage stets pünktlich um 12:00 Uhr zum Termin. Nach unseren Gesprächen geht sie in die Eisdiele, um über das, was wir gesprochen haben, nachzudenken. Mit einem Cappuccino, wie sie mir vergnügt berichtet. Den könne sie ja auch mit links trinken. Sie hat einen wundervollen, leisen Humor.

In den Gesprächen schildert mir Frau Jonas verschiedene Details ihres Lebens. Ich frage ein wenig nach der Rolle des Mannes. Dieser hält sich offenbar in den Konflikten still zurück. Eigentlich sind es ja keine Konflikte, sondern Szenen, die zu Konflikten werden könnten, wenn Frau Jonas nicht schweigen würde. Manchmal nickt er auch, wenn seine Mutter etwas an seiner Frau kritisiert …

Ich erinnere mich an keine relevante Intervention aus diesen beiden Terminen. Ich höre zu, frage gelegentlich nach, lasse Frau Jonas reden. Vermutlich lasse ich in irgendeiner Weise durchscheinen, wo ich persönlich in dieser

Konstellation stehe. Vielleicht nicke ich, wenn sie erzählt, wie sie unter der Schwiegermutter litt und leidet. Vielleicht schaue ich auch grimmig. Vielleicht schüttle ich den Kopf, wenn sie mir erzählt, wie ihr Mann seit über 30 Jahren zu seiner Mutter hält und nicht zu seiner Ehefrau.

Aus systemisch-familientherapeutischer Sicht kann man kritisieren, dass ich mich nicht neutral verhalte, dass ich parteiisch bin. Auf ihrer Seite bin. Ich kritisiere das, theoretisch, selbst auch. Praktisch bin ich einfach auf ihrer Seite, zunächst als Mensch. Und weil ich das Gefühl habe, es bräuchte eine Balance.

Jedenfalls: Frau Jonas erzählt, dienstags von 12 bis 12:50 Uhr, und ich höre zu. Danach geht sie in die Eisdiele, um über die Gespräche nachzudenken. Insgesamt dreimal, zusammen mit dem geschilderten Erstgespräch. Sonst geschieht nichts, was ich erinnern würde.

Beim vierten Termin begrüßen wir uns wie gewohnt – nur dass Frau Jonas mir dieses Mal meine Hand mit ihrer rechten Hand schüttelt. Ihre Augen leuchten.

„Na?", frage ich. Psychotherapeuten können sehr redegewandt sein.

Sie nimmt Platz und berichtet. Auch vorige Woche saß sie nach dem Gespräch in der Eisdiele. Wie angeordnet hat Frau Jonas über alles Besprochene nachgedacht. Dann sei sie aufgestanden, nach Hause gegangen – direkt ins Zimmer der Schwiegermutter.

„Ich habe mich vor sie hingestellt. Und dann habe ich ihr all das gesagt, was ich ihr fast 40 Jahre lang nicht gesagt habe. Ausführlich und ohne mich zurückzuhalten. Sie hat zugehört ...", Frau Jonas kichert tatsächlich und ergänzt, „... sie konnte ja schließlich nicht weg!"

Ich staune, bin beeindruckt, lasse mir die Szene im Detail schildern. Frau Jonas genießt zu 90 Prozent ihre Heldentat – zu 10 Prozent beobachtet sie mich. Ob ich wohl gutheißen werde, was sie getan hat.

„Jedenfalls", schließt sie, „habe ich alles gesagt, was ich zu sagen hatte, und mich dann auf dem Absatz umgedreht, um das Zimmer zu verlassen. Als ich draußen war, habe ich gemerkt, wie ich die Tür hinter mir zugemacht habe: mit rechts."

Man könnte sagen, dass der Arm einen Konflikt symbolisiert hat zwischen den Möglichkeiten, weiterhin zu dienen und „lebenslang den Popo abzuwischen" (Originalzitat Frau Jonas) oder auf den Tisch zu hauen und sich zu wehren. Man könnte dann meinen, dass dieser Konflikt den Arm womöglich gelähmt hat, bis Frau Jonas ihren Entwicklungsschritt gemacht hat, weg vom Dienen, hin zum Beziehen einer klaren Position.

Man könnte auch sagen, der Arm hat ihr Dilemma in einer Weise gelöst, die zugleich effektiv und diplomatisch war: Frau Jonas *konnte* nicht mehr alle geforderten Tätigkeiten verrichten, war dabei aber nicht böse oder respektlos. Schließlich hat sie ja nicht gestreikt, sie war nur krank, der Arm war „irgendwie kaputt".

Rückblickend denke ich: Der Arm hat die Klugheit ihrer Seele ausgedrückt und ist stellvertretend für Frau Jonas in Streik getreten.

Frau Jonas kommt noch weitere drei Male zu mir. Einmal direkt am folgenden Dienstag, weil wir wohl beide dem Braten nicht ganz trauen. Der Arm ist aber immer noch heil. In den Tagen zuvor hatte sie damit begonnen, mit ihrem Mann über die Möglichkeit zu sprechen, die Schwiegermutter in ein Pflegeheim zu bringen.

Das nächste Mal sehe ich Frau Jonas zu einem Notfall-Termin, etwa zwei Monate später. Ihr Arm ist seit drei Tagen wieder gelähmt.

Es stellt sich heraus, dass sie vor drei Tagen mit zwei Bekannten zusammensaß. Dabei erzählte sie von der nun bevorstehenden Verlegung der Schwiegermutter ins Pflegeheim. Eine ihrer Bekannten kommentierte das mit den Worten „Also, so was würde *ich* ja nicht fertigbringen: Die alte Frau ins Pflegeheim abschieben und selbst in der Eisdiele Kaffee trinken."

Zack. Der Arm war gelähmt, als Frau Jonas zu Hause ankam. Die zwei Sätze ihrer Bekannten hatten alle Hindernisse und Regeln aktiviert, die Frau Jonas für fast 40 Jahre von einem eigenen Leben abgehalten hatten.

Wir reden über die Situation. Ich frage, ob sie denn vor sich selbst dazu stehen könne, dass sie den Entschluss für das Pflegeheim gefasst hatte. Anscheinend sagt ihr Verstand wohl Ja dazu, auch viele Teile ihrer Gefühle sind dafür ... aber eine andere, alte Stelle tief in Frau Jonas ist vom Kommentar der Bekannten getroffen, ist am Boden.

Es ist, als hätte diese einen Fluch ausgesprochen.

Diese Formulierung bringt mich auf die Idee, das Bild vom Fluch wörtlich zu nehmen: „Wir brauchen wohl einen Gegenfluch!"

In der Situation selbst war Frau Jonas sprachlos geblieben. Nun suchen wir gemeinsam nach einer Antwort, die sie hätte geben können. Als Gegenfluch. Am Ende einigen wir uns auf den Satz: „Solange *du* nicht deine eigene Schwiegermutter 30 Jahre bei dir im Haus hattest und sie drei Jahre gepflegt hast, solange steht *dir* kein Urteil zu."

Ich bitte Frau Jonas, diesen Satz einige Male zu sagen. Er hört und fühlt sich für sie richtig an. Ich halte ihr meine flache Hand vor das Gesicht:

„Das ist Ihre Bekannte. Sagen Sie es ihr jetzt und hier ins Gesicht!"

Frau Jonas spricht mit meiner Hand – entschlossen, fest – und es fühlt sich erneut gut an.

Wir vereinbaren, dass wir uns in der nächsten Woche wieder treffen. Bis dahin soll sie prüfen, ob sie den Gegenfluch der Bekannten auch direkt sagen möchte oder ob es genügt, dass sie selbst ihn kennt und ihn deutlich ausgesprochen hat.

Frau Jonas kommt zum Termin. Es wird ihr letzter sein. Der Arm ist wieder in Ordnung, er hat sich kurz nach dem letzten Termin wieder re-aktiviert. Den Fluch habe sie nicht verwenden müssen, aber von der Bekannten würde sie sich zurückziehen. Da passe doch irgendetwas nicht. Sie plant, sobald die Schwiegermutter im Pflegeheim ist, mit ihrem Mann auf eine Reise zu gehen. Ihre erste.

Was für ein kluger Arm!

25 Jahre Angst

Das Telefon klingelt in meiner Mittagspause. Zufällig hebe ich ab.
„Spreche ich mit Herrn Fritzsche?"
„Ja."
„Sie sind der Psychologe?"
„Ja."
„Und Sie sind Verhaltenstherapeut?"
„Ja."
„Arbeiten Sie auch mit Angstpatienten?"
„Ja, recht viel."
„Und gehen Sie mit denen auch raus, oder reden Sie nur?"
„Da, wo es passt, gehe ich auch raus."
„Haben Sie da auch schon mal jemandem geholfen?"

Ich bin begeistert über diesen Dialog. In vielen Formen der moderneren Psychotherapie spricht man bewusst nicht von *Patienten*, da dieser Begriff Passivität impliziert. Man nennt die Menschen meistens *Klienten*, im systemischen Ansatz spricht man sogar von *Kunden*.

Dieses Wort kommt zum einen von „kundig", man möchte die Kompetenzen betonen. Zum anderen steht der Begriff auch für die Idee, dass die Menschen, die zu uns kommen, unsere Dienstleistung in Anspruch nehmen. Sie müssen also nicht dankbar vor dem tollen Doktor, der heilt, ihr Haupt verneigen, sie dürfen gerne auch kritisch sein und sich bei einem vermeintlichen oder tatsächlichen Mangel offen beschweren.

Diese Anruferin tritt eindeutig wie eine Kundin auf. Sie prüft die „Ware", was mich mit echter Freude erfüllt. Ich überlege, was ich sagen soll, da „geholfen" ein relativ unscharfer Begriff ist. Schließlich antworte ich mit einem Beispiel:

„Zurzeit sehe ich in meiner anderen Praxis in Gießen eine Klientin, die wegen ihrer Ängste nicht mehr alleine Auto fahren konnte. Sie wohnt in Lich, das ist circa 15 Kilometer von der Praxis entfernt. Wir hatten gestern unsere fünfte Sitzung. Zu dieser kam sie zum ersten Mal mit dem Auto. Alleine. Sie hatte dabei zwar noch Angst, ist aber dennoch gefahren. Darüber habe ich mich sehr gefreut."

Die Antwort der Anruferin kommt wie aus der Pistole geschossen:

„So schnell geht das bei *mir* nicht!"

Wenn man als Psychotherapeut mit jemandem redet, hört man auf zweite oder dritte Bedeutungen in dem, was die Personen sagen. In dieser schnellen, scharfen Antwort könnte man zum Beispiel hören: „So rasch gebe ich meine Angst nicht her!" Man könnte sich eine mentale Notiz machen, dass die Angst vielleicht im Leben dieser Person wichtig ist und sie, was Veränderungen angeht, zumindest ambivalent ist.

Wenn man als Hypnotherapeut mit jemandem redet, achtet man sehr genau auf die eigene Sprache und was man damit, auch zwischen den Zeilen, ausdrückt. Man achtet aber auch auf die Sprache der Kundschaft.

Eine lösungsorientierte Sichtweise meiner Tätigkeit als Therapeut lautet, stets die Möglichkeiten meiner Kunden zu erweitern. Oft kommen Menschen zu mir, die in Sackgassen stecken, Menschen, für die sich Türen geschlossen haben. Manchmal schließen die Leute die Türen selbst, ohne es zu merken. Mein Job ist es, wenn möglich, Türen zu öffnen.

Als ich die Anruferin „So schnell geht das bei mir nicht!" sagen höre, höre ich deshalb, wie sie eine Tür schließt oder eine verschlossen erscheinende Tür von innen betrachtet. Ich versuche automatisch, sie doch um einen kleinen Spalt zu öffnen, und frage rasch zurück:

„Nein? Wie schnell wird es denn bei Ihnen gehen?"

Wer sich mit Sprache auskennt, erkennt hier eine sogenannte Implikation: Auch bei Ihnen wird es auf alle Fälle irgendwann gehen. Keine Zweifel daran, ob es geht, nur Unklarheit darüber, wie lange es dauern wird.

Die unbekannte Anruferin überlegt kurz, dann sagt sie: „Ich wohne in Gelnhausen, das ist auch circa 15 Kilometer entfernt. Aber bis ich alleine zu Ihnen fahren kann, wird es sicherlich 20 Stunden dauern."

„Das ist okay," antworte ich. Auch in diesen drei Worten liegen mehrere Informationen, die sie, bewusst oder unbewusst, hören kann. Denn damit habe ich eingewilligt, dass es so lange dauern *darf*. Ich habe zugleich bestätigt, dass es für sie *möglich* ist, nach 20 Stunden alleine zu mir zu kommen. An dieser Stelle ahne ich noch nichts von ihrer Geschichte, aber die 20 Stunden sind durch unseren kurzen Dialog „gesetzt".

Wir reden weiter, sie erzählt, dass sie seit 25 Jahren nicht mehr alleine aus dem Haus geht. „Nicht mal bis zum Briefkasten." Ihr Mann wird sie zu mir bringen und wieder abholen. Ich bin erschüttert über die lange Zeit. Ich bin aber auch fasziniert von ihrer Kraft, dennoch als kritische Kundin aufzutreten. Ebenso bin ich fasziniert davon, dass etwas in ihr „Es wird 20 Stunden dauern" sagte, obwohl sie seit 25 Jahren zu Hause sitzt. Wir vereinbaren einen Termin.

Die Geschichte von Frau Ostend erzähle ich aus verschiedenen Gründen. Zum einen ist der gerade beschriebene Anruf für mich unvergessen, die präzise und zielorientierte Art, meine Qualität zu „überprüfen". Zum anderen erlebte ich in der Therapie mit ihr mehrere Situationen, die für mich in der einen oder anderen Weise bemerkenswert sind. Der erste Moment, der mich tief berührt hat, war unsere erste Begegnung.

Pünktlich zur vereinbarten Zeit klingelt es. Es sind die 1990er-Jahre. Ich öffne die Tür, und ein Hippie steht vor mir, ein Blumenkind: helle ausgebleichte Jeansklamotten, langes Haar, in das kleine Perlen eingeflochten sind, Blumen auf der Jacke.

Ich habe einen Kloß im Hals, als ich sie begrüße, denn ich sehe die 25 Jahre verpasstes Leben vor mir stehen. Während die Zeit für die anderen Menschen nach 1968 weitergelaufen war, während die anderen die 90er-Jahre erreicht hatten, war sie 25 Jahre lang zu Hause gewesen. Hatte 25 Jahre lang nicht selbst aktiv teilgenommen.

Wir nehmen Platz, und Frau Ostend erzählt mir ihre Geschichte. Sie ist 43 Jahre alt, seit 27 Jahren mit ihrem Ehemann zusammen, keine Kinder. Sie strickt Pullis und verkauft diese – von zu Hause aus. Die Kunden kommen zu ihr. Auch hier fühle ich Kraft: Sie hat sich nicht unterkriegen lassen vom Schicksal. Da sie nicht raus kann, kommen die Menschen eben zu ihr.

Frau Ostend berichtet, dass sie in den vergangenen sieben Jahren wöchentlich von ihrem Mann zu einer Psychotherapeutin gefahren worden ist, „im Vogelsberg". Diese Therapie hätte ihr eigentlich nichts gebracht, aber als sie das angesprochen hatte, hätte die Therapeutin nur gesagt, so etwas brauche immer viel Zeit. Ich frage nach der Qualifikation: Es ist wohl eine Heilpraktikerin mit einer Zulassung als Psychotherapeutin. Ich erkundige mich nach dem therapeutischen Ansatz. Frau Ostend sagt, die Frau habe mit ihr sehr viel über ihre Kindheit gesprochen. Das therapeutische Grundprinzip sei, dass die Angst deshalb nicht weggehe, weil sie „einfach nicht nett genug zu ihrem Inneren Kind" sei.

Meine neue Klientin schildert weitere Details: Die ersten 45 Stunden wurden von der Kasse übernommen, die übrigen knapp 400 Stunden hat sie aus eigener Tasche bezahlt. Sie habe sich davon ja Hilfe erhofft.

Die Krönung: Vor zwei Jahren, also nach fünf Jahren Therapie des Inneren Kindes, hatte Frau Ostend in der „Psychologie heute" einen Bericht über die damals in Deutschland neue Methode des „Flooding" gelesen. Bei dieser Konfrontationstherapie gehen Therapeuten gemeinsam mit ihren Klienten auf die Angst zu, damit diese erleben können, dass die Angst von alleine weniger wird. Bis heute gilt das als die erfolgreichste Form der Angstbehandlung.

Frau Ostend habe sofort gefühlt, dass ihr das helfen würde, und habe den Artikel ihrer Therapeutin gezeigt. *Das* wolle sie machen, *das* würde ihr helfen! Zur Antwort bekam sie: „So etwas ist Humbug – das macht ja nur die Symptome weg!"

Ich sage nichts, denke nur, dass ich immer froh bin, wenn es gelingt, dass die Symptome verschwinden, und meine Klienten ebenso.

Sie gesteht, dass sie sich davon habe beeindrucken lassen. Nach 350 Gesprächsstunden war ihre „Therapeutin" zu einer wichtigen Person geworden. Frau Ostend ist noch weitere 80 Stunden, weitere zwei Jahre, dorthin gegangen, um sich um das „Innere Kind" zu kümmern.

Ich wechsle das Thema, verstehe jetzt die forschende Art ihres Anrufs noch besser. Diesmal wollte Frau Ostend ganz sicher sein, dass ihr Therapeut nicht ausweichen würde.

Die nächsten Stunden verlaufen unspektakulär, wir bereiten eine klassische verhaltenstherapeutische Angsttherapie vor. Beim zweiten Termin erläutere ich das der Konfrontationstherapie zugrunde liegende Modell. Es enthält unter anderem die klare Information, dass körperlich nichts „kaputt" ist – was natürlich immer zunächst medizinisch abgeklärt wird.

Beim dritten Termin leite ich daraus das therapeutische Vorgehen ab: Ihr Kopf hat schon verstanden, dass die Angst gewissermaßen Quatsch ist, aber Frau Ostends Körper schlägt trotzdem Alarm, sobald sie etwas tun will, wovor sie Angst hat. Sobald sie das Haus verlassen möchte, entsteht deshalb eine Panik, als müsste sie sterben, weshalb sie drinbleibt, die Konfrontation mit den Ängsten vermeidet.

Daraus folgt, dass wir nach Frau Ostends Kopf auch ihren Körper überzeugen müssen. Dies geht nicht über Reden und Denken, der Körper lernt nur durch Erleben. Genau hier liegt der Grund, weshalb sie eine Konfrontationstherapie machen muss: Sie muss sich mit den Ängsten konfrontieren, um zu erleben, dass nichts Schlimmes passiert.

Hier gibt es, technisch gesehen, zwei verschiedene Vorgehensweisen und zwei Arten von Klienten. Bei den Vorgehensweisen gibt es einmal die Möglichkeit, mit dem Schlimmsten anzufangen, mit dem, was der Klient am meisten fürchtet. Dieser muss sich einmal extrem überwinden, doch danach fällt alles, was folgt, leichter. Man kann aber auch mit dem Harmlosesten beginnen und sich nach und nach vorarbeiten. Hier muss der Klient viele kleine Schritte tun, sich immer wieder neu überwinden, dafür ist die einzelne Hürde nicht so hoch.

Die Klienten wiederum unterscheiden sich so: Die einen haben gleich viel Angst, egal, ob der Therapeut dabei ist oder nicht. Die anderen haben nur dann Angst, wenn sie etwas alleine tun müssen. Mit Begleitung können sie es.

Frau Ostend gehört zur zweiten Gruppe. Mit ihrem Mann kann sie kleinere Dinge unternehmen, ohne ihn geht nichts. Mit mir gemeinsam etwas umzusetzen würde also kein Problem darstellen, deshalb auch keine Lernerfahrung bringen.

Alleine gleich mit dem Schlimmsten anzufangen – aus dem Haus gehen, ins Auto setzen, irgendwo hinfahren, in Frankfurt oder in einem großen Einkaufszentrum shoppen – würde schwerlich gehen. Wir entscheiden deshalb, mit dem kleinsten Schritt anzufangen, mit etwas, was Frau Ostend nicht kann, was aber nicht so unmöglich erscheint wie die gerade genannten Beispiele.

So entwerfen wir bei unserem vierten Gespräch einen Plan und überlegen gemeinsam, wie sie sich in den nächsten Wochen nach und nach immer größeren Herausforderungen stellen kann. In diesem Plan definieren wir schließlich auch das erste Ziel, das für die kommende Woche: Da Frau Ostend bisher ohne Begleitung nicht einmal bis zum eigenen Briefkasten kommt, soll sie genau *das* üben. Jeden Tag, wenigstens fünfmal. Wenn nötig, soll ihr Mann anfangs noch in der Haustür stehen, während sie die zwölf

Schritte bis zum Gartentor macht. Dies sollte aber ab Tag zwei oder drei möglichst unterbleiben.

Entscheidend bei dieser Aufgabe ist: Wenn die Angst kommt, stehen bleiben, die Angst aushalten. Erst wieder zurückgehen ins Haus, wenn die Angst deutlich weniger geworden ist. Diesen Punkt besprechen wir ausführlich, ich schärfe ihn meiner Klientin mehrfach ein. Am Ende verabschiede ich sie mit folgender Aufforderung in ihre erste Übungswoche:

„Also, Frau Ostend. Jetzt dürfen Sie endlich mit dem beginnen, worauf Sie seit über zwei Jahren warten. Sie dürfen sich mit der Angst konfrontieren, um sie aus ihrem Leben zu verscheuchen. Denken Sie daran: Es ist total wichtig, *dass* Sie Angst bekommen. Das gehört dazu. Genauso wichtig ist es, dass Sie dann innehalten ... aushalten ... und warten, bis es von ganz alleine deutlich besser wird. Versuchen Sie also wirklich, Angst zu bekommen!"

Als Hypnotherapeut weiß man, was in dem Wort „versuchen" steckt: Es kann klappen, es kann auch nicht klappen. Der Satz „Versuchen Sie, sich zu beruhigen!" ist deshalb idiotisch, man will ja nicht vermitteln, dass der Versuch scheitern könnte. „Versuchen Sie, viel Angst zu bekommen!" dagegen beinhaltet eine versteckte Botschaft in eine wünschenswertere Richtung.

Zudem weiß jeder, der einmal versucht hat, auf Kommando einzuschlafen, oder versucht hat, unbedingt eine Erektion oder einen Orgasmus zu bekommen, dass solche Phänomene nur von alleine kommen. Wenn man sie herbeirufen *will*, wird es schwieriger ... Diese Tatsache kann man in der Kommunikation mit anderen Menschen bewusst nutzen.

Zum fünften Termin erscheint Frau Ostend tatsächlich untröstlich. Sie habe es wirklich versucht, aber es habe einfach nicht klappen wollen. Sie wäre zwar nervös gewesen, aber die Angst, die massive Panik, die sie sonst erlebe, wenn sie nur daran *denke*, alleine aus dem Haus zu gehen, sei ausgeblieben. Gleich am ersten Tag war sie, zunächst mit ihrem Mann in der Tür, dann auch alleine, zu ihrem Briefkasten gegangen. Und zum Gartenzaun. Obwohl sie dort seit Jahren nicht mehr alleine gewesen war, kam einfach keine richtige Angst!

Weil sie eine gute Klientin sein und wirklich üben wollte, hatte sie am vierten Tag sogar das Grundstück verlassen. In ihrer Not war sie am Zaun entlang bis zum Nachbarn marschiert. Bisher vollkommen unvorstellbar – aber sie wollte doch unbedingt Angst bekommen, um endlich frei zu werden. Als auch das nicht klappte, ist sie noch bis zur nächsten Kreuzung weitergegangen ... angespannt, aber ohne die panische Angst, die sie fest erwartet hatte.

Offenbar war meine Klientin tatsächlich die ganze Woche über in dem Paradoxon gefangen gewesen, dass ein Gefühl, das man herbeikommandiert, nicht so leicht kommt.

So sitzt sie nun vor mir, voller Verwirrung und Frustration. Sie wollte doch alles richtig machen, um angstfrei zu werden!

Ich möchte sie beruhigen:

„Sie sind wirklich eine tolle, mutige Frau! Ist das denn nicht eine schöne Situation, Frau Ostend? Sie haben Dinge gemacht, die Sie sich seit Jahrzehnten nicht mehr getraut haben – und die haben auf Anhieb geklappt!"

Sie schaut misstrauisch, ist nicht überzeugt. Ich versuche (ja, genau!), sie noch mehr zu beruhigen.

„Schauen Sie: Sie machen Ihre Übungen. Vollkommen korrekt. Sie machen sogar mehr, als verabredet war. Dabei können zwei Dinge passieren: Entweder die Angst kommt, wie erwartet und wie geplant. Dann können Sie sauber verhaltenstherapeutisch üben, diese auszuhalten und sie so zu überwinden. Oder die Angst kommt nicht – dann werden Sie einfach sofort belohnt für Ihren Mut und für Ihren Weg! *Egal, was passiert – es trägt zu Ihrem Fortschritt bei!*"

Ich meine es ganz genau so, kein Trick, kein doppelter Boden. Beide Erfahrungen sind gleichermaßen hilfreich für den Weg, den sie sich vorgenommen hat. Doch Frau Ostend bricht in Tränen aus. Ich schweige erschrocken. So viel zu meinem Versuch, sie zu *beruhigen* – kann man ruhig sagen ...

Als sie sich wieder fasst, erklärt sie, noch immer schluchzend:

„Egal, was passiert, es ist gut, sagen Sie? Ist das wirklich Ihr Ernst? Das war in den letzten sieben Jahren immer genau andersherum: Wenn ich eine schreckliche Woche voller Ängste und Panik hatte, hat mich meine Therapeutin noch zusätzlich ausgeschimpft: Das sei die Strafe dafür, dass ich mein Inneres Kind vernachlässigt hätte! Ich war immer gleich doppelt bestraft – und jetzt ... ist plötzlich jedes Ergebnis richtig?"

Ich nicke und frage nach: „Ja, klar. Oder sehen Sie einen Denkfehler in meinen Überlegungen? Sie wollen *üben*, dafür müssen Sie kurzfristig noch einiges an Angst haben. *Langfristig* wollen Sie *keine* Angst mehr haben ... daher ist *beides* in Ordnung."

Frau Ostend denkt nach und stimmt zu. Strahlt. Fängt erneut an zu schluchzen – diesmal vor Erleichterung. Sie geht am Ende der Stunde mit Schwung zur Tür hinaus, zum Auto, wo ihr Mann auf sie wartet. Weiter üben steht an.

Frau Ostend übt zwischen den nächsten Terminen viel. Natürlich kommt die Angst noch, sie muss sie sehr oft aushalten, muss stark sein ... und sie darf erleben, wie die Angst nachlässt. Auf diese Weise erobert sie sich mehr und mehr Terrain ihres Lebens zurück. Ich unterstütze und bestärke sie, während ihr Radius wächst: Sie geht alleine zum Bäcker, alleine einkaufen. Ihre Erfolge sind verlässlich.

Natürlich gibt es auch Schwierigkeiten, natürlich gibt es Momente, in denen sie zweifelt, in denen sie aus einer Angstsituation flieht. Momente, über die sie sich hinterher ärgert, Situationen, auf die sie sich erneut einlässt und die sie beim zweiten oder dritten Mal meistert.

Einige Zeit später begrüßt Frau Ostend mich strahlend und nimmt Platz.

„Stellen Sie sich vor, Herr Fritzsche: Heute bin ich zum ersten Mal alleine mit dem Auto hierhergefahren! Von zu Hause aus, bis zu Ihnen!"

Ich habe noch jedes Wort ihres ungewöhnlichen ersten Anrufs in Erinnerung, schaue automatisch in meine Notizen. Heute ist unser zwanzigster Termin. Ich habe einen Kloß im Hals, schaue sie an, sage es ihr. Bedeutungsvoll.

„Heute, Frau Ostend, ist unser *zwanzigster* Termin!"

Sie erwidert meinen Blick verständnislos. An das Telefonat erinnert sie sich ganz offensichtlich nicht mehr. Sie hat keine Ahnung, dass sie mir, bevor sie mich überhaupt kannte, schon versprochen hatte, dass sie 20 Stunden brauchen würde. Mir? Sich!

Die Weisheit der Seele – einmal mehr.

„Sei doch mal locker!"

Frau Römer und ihr Ehemann sind angemeldet. Es wird eine Paartherapie gewünscht. Wie immer dient das Erstgespräch dazu, abzuklären, ob man sich zwischenmenschlich versteht, ob die „Chemie" annähernd stimmt. Und wie immer wird sich die Frage stellen, ob man aus dem Anliegen, das die Kundschaft mitbringt, einen Auftrag machen kann, etwas, dem sich alle gemeinsam verschreiben.

Als ich beide ins Sprechzimmer bitte, betritt eine kleine Frau Anfang 30 den Raum, mit wachen Augen, raschen Bewegungen, fröhlicher Mimik, lebhaftem Händedruck. Im Schlepptau, so denke ich unwillkürlich, hat sie einen Mann ähnlichen Alters, größer, etwas schlanker, deutlich langsamer und irgendwie „grauer" als sie. Sie setzt sich in den Sessel, der nah bei mir steht, er in einen Sessel, der sich deutlich weiter weg von mir befindet. Dort sitzend verschränkt er seine Arme vor der Brust und schlägt die Beine übereinander. Er verhält sich zurückgenommen, wirkt abwehrend, betrachtet mich und auch seine Frau mit finsteren Blicken.

Ich kann mir ausmalen, wer von beiden die Initiative für dieses Gespräch übernommen hatte und wer eher gegen den eigenen Willen, geradezu wider-willig, anwesend ist. Nun gut.

„Was kann ich für Sie tun?"

Wenig überraschend ergreift Frau Römer das Wort und erklärt ihr Anliegen.

„Er hat ein Problem. Er ist einfach nicht locker, er ist nicht offen. Verglichen mit mir ist er fast schon griesgrämig. Ehrlich gesagt, nervt mich das zunehmend – ich dachte, als wir geheiratet haben, das würde schon werden. Aber es wird nicht besser, es wird schlimmer."

Ich fühle, dass ich verlegen werde, und frage mich, weshalb. Ich blicke kurz zu ihm. Ihre Rede hat ihn nicht lockerer gemacht. Vielleicht auch nicht griesgrämiger, aber ganz bestimmt nicht lockerer.

Frau Römer legt nach, erläutert ihren Standpunkt, wortreich, mit verschiedenen Beispielen:

„Ich kann ihn nirgends mitnehmen, zu meinen Freundinnen jedenfalls nicht. Die fragen mich, was ich denn da für einen Stoffel habe."

„Ich habe ihm schon so oft erklärt, dass er lockerer werden muss – es hat alles nichts genützt."

„Er hat auch schon eine Psychotherapie gemacht; oder eine Beratung. Nach einem halben Jahr hat er sie abgebrochen. Aus meiner Sicht hat die nichts gebracht."

„Sie machen doch Hypnose – vielleicht können Sie damit was machen?"

So geht es gefühlt fünf Minuten lang. Ich höre in mich hinein und merke, dass ich genervt bin, sogar sauer werde. Ich mag es generell nicht, wenn man in Anwesenheit eines Menschen *über* diesen spricht anstatt mit ihm. Ich habe auch das Gefühl, Herr Römer wird vorgeführt wie ein Schuljunge, der zum Rektor muss, weil seine „Kopfnoten" nicht in Ordnung sind. Ob die Verlegenheit, die ich anfangs fühlte, seine Verlegenheit ist?

Eigentlich müsste ich eingreifen. Frau Römer hat schon so lange gesprochen – ich müsste nun *ihn* zu Wort kommen lassen. Wenn er es schon selbst nicht ergreift. Mir gehen jede Menge systemische Fragen durch den Kopf: Finden auch andere, dass er nicht locker ist? Was denkt er selbst darüber? Gibt es Ausnahmen, bei denen er doch locker ist?

Mit wem? Mit Alkohol? Wen stört es am meisten? Gibt es auch Dinge, die ihm an ihr missfallen? Welche Auswirkungen hat das Thema auf ihre Partnerschaft? Was wäre in der Partnerschaft anders, wenn er überraschend locker würde – wäre das für alle gut, oder hätte sie vielleicht gewonnen und er nachgegeben?

Tausend Fragen. Ich stelle sie alle nicht, fühle mich überwältigt von ihrem Redeschwall und blockiert von meinem Ärgergefühl.

Ich schaue immer mal wieder zu ihm. Seine Stimmung wird keinesfalls besser. Inzwischen schildert Frau Römer einen anderen Aspekt.

„Ich selbst bin ja ganz anders, das merken Sie sicher schon."

„Ich bin total locker und offen – das kann Ihnen jeder bestätigen."

„Ich dachte halt, das würde schon irgendwie abfärben. Aber bei ihm ... ich hab da schon fast aufgegeben."

Innerlich stöhne ich. Eine Therapie wird das irgendwie nicht, denke ich. Nicht, wenn ich so blockiert bin. Komme ich irgendwie raus aus der Blockade? Ich wundere mich über mich selbst. Selten hatte ich so verschiedene Gefühle in den ersten zehn Minuten einer Begegnung.

Mittlerweile ist das vorherrschende Gefühl, dass mich Frau Römer ziemlich nervt. Sie geht mir mit ihrer ganzen Art auf den Geist – und eben auch damit, wie sie ihren Mann hier vorführt. Offenbar solidarisiere ich mich zunehmend mit ihm, denke ich. Das ist nicht gut, denke ich. Du musst doch neutral sein, denke ich.

Ich selbst würde bestimmt auch immer miesepetriger, je länger eine Frau so an mir rumschrauben wollte, denke ich. Außerdem, auf Kommando locker und lustig – das ist die klassische „Sei spontan!"-Paradoxie: Manches geht „auf Kommando" eben deshalb nicht, *weil* es auf Kommando erfolgen soll. Zum Beispiel einschlafen. Oder locker sein.

Lauter Gedanken und Gefühle, die ich nicht gebrauchen kann, die mir beim entspannten Arbeiten eher im Weg stehen würden. Gibt es trotzdem etwas, was ich für die beiden tun kann? Wenn ich ihn schon nicht „locker machen" kann? Vielleicht kann ich sie dazu bringen, aufzuhören, selbst zum Problem beizutragen, indem sie ihn ständig dazu auffordert? Und wie? Soll ich ihr einen Vortrag über die „Sei spontan!"-Paradoxie halten? Trocken und sachlich? Therapie wirkt, wenn man etwas fühlt oder erlebt – Vorträge und theoretische Erklärungen alleine wirken nicht.

Zur damaligen Zeit hatte ich gerade einen Vortrag von Gianfranco Cecchin gehört. „Die Gefühle des Therapeuten für die Therapie nützen." Sehr kreativ, ziemlich skurril. Ich nehme noch mal bewusst meine Gefühle wahr: Sie nervt mich, er tut mir leid, die Situation wirkt etwas absurd. Das alles könnte ich verwenden.

Schließlich unterbreche ich ihren Vortrag, wie locker und fröhlich sie sei und wie lahm und langweilig er.

„Verzeihung, Frau Römer. Wie kommen Sie eigentlich darauf, zu behaupten, dass *Sie* locker und fröhlich wären?"

„Na, das bin ich halt. Das müssen Sie doch auch schon gemerkt haben?"

„Deshalb frage ich ja. Sie sagen das schon zum wiederholten Male – dabei merkt man doch, dass das überhaupt nicht stimmt. Ich frage mich, weshalb Sie solch eine Behauptung aufstellen?"

„Aber ich *bin* vollkommen locker, ich *bin* ein total fröhlicher, lockerer Typ! Das können Ihnen alle meine Freunde und Bekannten bestätigen!" Frau Römer guckt geschockt, verwirrt.

Ich beharre auf meiner Sichtweise, streng, ernst. „Mag sein, dass Sie Ihre Freunde und Bekannten täuschen können. Mich können Sie nicht zum Narren halten, ich bin Diplom-Psychologe, ich habe Menschen und ihr Verhalten studiert."

Grauenvoller Blödsinn – so etwas lernt man leider nicht an der Uni, dort lernt man Statistik, Biologie, Theorien über die Psyche – aber nichts über den Menschen, der einem im Alltag gegenübersitzt.

In jedem anderen Zusammenhang würde ich mich für solch eine großkotzige, dazu noch blödsinnige Behauptung in Grund und Boden schämen. Hier möchte ich ein Muster unterbrechen, Wirkung auf emotionaler Ebene erzielen, Aufmerksamkeit erreichen. Ich schaue sie daher mit meinem grimmigsten „Ich kenne mich aus"-Blick an.

Frau Römer schwankt zwischen Schock und Empörung. Ich werfe nebenbei einen Blick auf Herrn Römer: Er zeigt eine veränderte Mimik und verfolgt unseren Dialog mit Interesse. Er hat vermutlich mit vielem gerechnet, aber nicht damit, dass seine Frau im Fokus stehen würde, dass sie als „nicht locker" und „nicht fröhlich" beschrieben würde. Ich schaue wieder zu ihr.

„Das ist doch aber einfach nicht wahr – wie können Sie so etwas behaupten?", fragt Frau Römer mich gerade.

„Weil ich ein Experte bin", vertiefe ich meinen albernen Standpunkt weiter. Es ist Zeit für den nächsten Schritt. „Das, was Sie hier bisher an sogenannter Fröhlichkeit gezeigt haben, war vollkommen aufgesetzt und unnatürlich. Damit können Sie mich nicht täuschen. Wenn Sie wirklich so fröhlich sind, wie Sie behaupten, dann zeigen Sie mir das jetzt bitte mal – aber authentisch! Ich möchte bitte ein bis zwei Minuten natürliche, spontane Fröhlichkeit von Ihnen sehen!"

Frau Römer ist fassungslos, Verwirrung und Empörung gehen langsam, aber sicher in Wut über. Da sie mich genervt hat, kann ich das gut aushalten. Ich fordere sie beharrlich und mit der vollen Wucht meiner Fachkompetenz erneut auf, die aufgesetzte Fröhlichkeit durch „echte, natürliche Fröhlichkeit" zu ersetzen.

„Zeigen Sie mir wenigstens echte, authentische Lockerheit, wenn es für die natürliche Fröhlichkeit schon nicht reicht!", provoziere ich streng.

Herr Römer schaut inzwischen hellwach zwischen uns hin und her. Seine Frau dagegen ist kurz davor, aufzustehen und voller Zorn die Praxis zu verlassen. Ich warte noch immer auf den einen Satz, den ich brauche, versuche, ihn aus ihr herauszulocken.

„Je länger wir reden, desto weniger locker und fröhlich erscheinen Sie mir – das merken Sie doch sicherlich auch, Frau Römer? Wenigstens ist diese aufgesetzte Fröhlichkeit der ersten Viertelstunde endlich verschwunden. Wie wäre es denn jetzt mit einer echten, normalen, authentischen Fröhlichkeit?"

„Aber das geht doch nicht!", ruft Frau Römer zornig. Die Spur ist heiß, gleich ...

„Wieso nicht? Was ist daran so schwer? Zumal Sie doch andauernd behaupten, so fröhlich zu sein. Was bitte soll denn da nicht gehen?" Ich bleibe streng.

Sie schreit mich tatsächlich an, als der Schlüsselsatz kommt: „*Niemand* kann einfach auf Kommando fröhlich sein! *Das* geht nicht!!" Frau Römer ist außer sich vor Wut.

Ich möchte es noch einmal hören. „Was bitte soll daran so schwer sein – gerade für einen von Natur aus fröhlichen und lockeren Menschen, wie Sie zu sein behaupten?"

„Wenn man dauernd gedrängt wird, fröhlich und locker zu sein, dann erstickt doch jede Fröhlichkeit im Keim – alleine schon dadurch!"

Sie schreit den ganzen Satz, spuckt mir jede Silbe einzeln ins Gesicht. Sie platzt. Wirkungsvolles Lernen findet statt, wenn Emotionen beteiligt sind, denke ich. Läuft, denke ich.

„Ach? Tatsächlich?", frage ich und zeige auf Herrn Römer. „Schauen Sie mal Ihren Mann an, bitte."

Herr Römer sitzt mittlerweile mit einem breiten Grinsen in seinem Sessel.

„Was?" Frau Römer schaut mehrfach zwischen ihm und mir hin und her.

„Wieso grinst du so?", fragt sie ihn. „Wieso grinst er so?", fragt sie mich.

„Ich weiß nicht. Aber er grinst, seit er Ihren letzten Satz gehört hat", sage ich.

Sie hält inne, überlegt, erinnert sich an ihren letzten Satz. Den sie mir ins Gesicht gebrüllt hat. Versucht zu verstehen, wieso ihr Mann über diesen Satz so begeistert strahlt. Hier. Heute. In dieser Praxis. Bei dem geäußerten Anliegen.

Frau Römer ist über eine Minute still.

„Meinen Sie etwa ... dass er ... deshalb nicht so fröhlich und locker ist ... wie ich mir das wünsche ... weil ich ihn dauernd ... bedränge und damit nerve?"

„Ob es nur deshalb ist, weiß ich nicht. Aber glauben Sie, dass es hilft, es so massiv von ihm zu fordern? Ihm so scharf zu zeigen, dass Sie es von ihm *erwarten*? Ihn zur

Reparatur irgendwo hinbringen? Sie selbst sind ja, wie Sie sagen, von Natur aus fröhlich – als ich es aber von Ihnen gefordert habe ..."

„... da wurde es vollkommen unmöglich", ergänzt sie.

„Den Eindruck hatte ich auch", stimme ich zu. „Und wenn man jetzt mal überlegt, wenn das von jemandem gefordert wird, der vielleicht vom Typ her ein klein bisschen weniger fröhlich ist ..."

„Scheiße", sagt Frau Römer nachdenklich.

Sie sitzt noch eine weitere Minute still da. Wir, Herr Römer und ich, beobachten ihre Mimik.

„Ich hab's kapiert", sagt sie dann und schaut ihn an. „Wir gehen, okay?"

Er nickt, wirkt jetzt sehr entspannt. „Gerne."

Die beiden waren insgesamt 30 Minuten in meiner Praxis. Ich habe sie nie wiedergesehen. Man kann vermuten, dass bei dem Paar auch andere Dinge nicht in Ordnung waren, weitere Themen hinter dem vorgestellten ersten Thema versteckt lagen. Nach solchen zu suchen war nicht mein Auftrag, und ich sehe mich auch explizit nicht als Problemsucher.

Ich habe also keine Ahnung, ob diese Tour de Force den beiden langfristig etwas gebracht hat. Mir war in den ersten 15 Minuten nichts Besseres eingefallen. Ich hatte Gefühle in mir wahrgenommen, die ein konstruktiveres, ruhigeres Vorgehen unmöglich machten.

Die „Sei spontan!"-Paradoxie zu erkennen war möglich. Und sie den beiden nur zu erklären schien mir nicht wirkungsvoll genug.

Jedenfalls denke ich auch heute noch gern an sein Grinsen zurück.

Existenzielle Fehler

Herr Gruner hängt sein Jackett sorgfältig auf einen Bügel. Dann betritt er das Sprechzimmer und nimmt mir gegenüber Platz. Er wählt den Sessel mit dem größtmöglichen Abstand. Zur Businesskleidung und Krawatte trägt er eine Krawattennadel, eine Designerbrille sowie am Handgelenk eine auffällige, schwere Uhr. Laut Unterlagen ist er 44 Jahre alt.

„Sie sind mir empfohlen worden!", sagt er in halb prüfendem, halb vorwurfsvoll klingendem Ton.

„Das freut mich", erwidere ich freundlich und warte. Eine innere Stimme sagt: „Sei vorsichtig – mach nichts falsch."

Herr Gruner runzelt die Stirn; meine Antwort scheint ihm nicht zu gefallen.

„Was sagt man denn im Allgemeinen am Anfang, hier bei Ihnen?", fragt er schließlich. Ich erkenne, dass sein forsches Auftreten seine Unsicherheit kaschieren soll. Er wirkt wie jemand, dem die Situation zutiefst widerstrebt.

„Die Menschen sagen mir einfach, was sie von mir möchten", schlage ich vor. Das kommt Herrn Gruner offensichtlich entgegen, denn jetzt legt er los. Er ist es wohl gewohnt, zu sagen, was er möchte.

„In den vergangenen Monaten war ich oft beim Arzt, weil ich den Eindruck hatte, mein Herz spiele verrückt. Und weil ich plötzlich auch so viel vergesse. Ich schwitze sehr stark, und ich schlafe sehr schlecht. Internistisch bin ich inzwischen komplett durchgecheckt, neurologisch auch, das Herz ist okay, der Rest ebenso. Mein Hausarzt meinte, ich hätte viel zu viel Stress. Natürlich habe ich mir eine Zweitmeinung eingeholt. Aber der andere Arzt hat letzten Endes bestätigt, was mein Hausarzt gesagt hat."

Die ganze Aufzählung erfolgt im Stakkato, eine Maschinengewehrsalve. Fakten, Fakten, Fakten, kein Gefühl. „Der Motor scheppert neuerdings, meine übliche Werkstatt findet nichts – kümmern Sie sich bitte drum!" ist der Stil, verbunden mit dem unterschwelligen Tonfall von „Das finde ich alles sehr lästig".

Nach diesem raschen Statement ist wieder Ruhe. Herr Gruner hat eindeutig kein Konzept für diese Art von Gespräch. Zugleich scheint er jemand zu sein, der es hasst, für irgendetwas kein Konzept zu haben.

„Was meinen Sie denn selbst? Sozusagen als Drittmeinung?", möchte ich wissen.

„Natürlich bin ich im Stress. Das bin ich aber schon seit Jahren, und diese dämlichen Erscheinungen habe ich erst seit gut einem halben Jahr." Wieder der gleiche Duktus: „Maschine kaputt – nervt." Ich versuche erst einmal, den Kontakt zu verbessern, indem ich den Tonfall aufgreife.

„Und jetzt sitzen Sie hier, weil die Ärzte meinen, ich könnte Ihnen helfen, diese dämlichen Erscheinungen wieder loszuwerden?"

„Exakt!"

Herr Gruner lehnt sich zurück. Seine Körpersprache drückt aus, dass es ihm seiner Meinung nach gelungen ist, dem Dienstleister einen Arbeitsauftrag klar zu erteilen. Zudem, dass er von nun an mit der Angelegenheit nicht mehr behelligt werden möchte, bis sie erledigt ist.

Ich überlege, wie ich diese autoritäre, aber auch passive Erwartungshaltung vorsichtig enttäuschen und gleichzeitig den noch sehr brüchigen Kontakt halten und verbessern kann.

„Bitte geben Sie mir doch in den nächsten zwei bis drei Minuten einen Überblick über Ihr Leben", sage ich. Ich möchte Herrn Gruner in einer aktiven Rolle halten und ihm dafür ein Thema anbieten, von dem zu reden normalerweise leichtfällt.

Es funktioniert. Mein neuer Kunde referiert kompakt und gut strukturiert einige biografische Fakten. 44 Jahre alt, erster und einziger Sohn seiner Eltern, zwei Schwestern, eine jünger, eine älter, Vater Lehrer, immer hoher Leistungsanspruch gegenüber allen Kindern. Seit 13 Jahren verheiratet, zwei kleine Kinder, Frau halbtags in einer Boutique tätig. Wohnt seit sieben Jahren im eigenen Haus. Bundeswehr absolviert, 15 Monate, Bankkaufmann gelernt, Karriere gemacht, vor einem Jahr zum Personalvorstand einer großen Bank befördert worden.

Zack, zack – dieses Kurzreferat hat gefühlt nur eine Minute gedauert. „Ein Leben in 60 Sekunden." Ich versuche, das abgespulte Tonband innerlich erneut abzuhören, und mache mir eine kurze Notiz: Das einzige Persönliche, was Herr Gruner angesprochen hat, war der stets hohe Leistungsanspruch des Vaters.

Als ich von meinem Block hochschaue, sehe ich, dass er sich wieder im Sessel zurückgelehnt hat. Die Haltung scheint mir noch deutlicher als zuvor eine Forderung auszudrücken: „So. Jetzt sind Sie aber dran! Schließlich habe ich alles gesagt, was Sie wissen müssen."

Ich wundere mich ein bisschen über meine Interpretation. Anscheinend verspüre ich in seiner Gegenwart einen gewissen Druck. Leistung scheint ein Thema für Herrn Gruner zu sein – kein Wunder, wenn ich in unserem Gespräch ebenfalls eine Art von Leistungsdruck wahrnehme.

Mir ist noch immer wichtig, Herrn Gruner nicht zu rasch aus der Verantwortung zu entlassen. Deshalb stelle ich ihm eine neue Aufgabe. Immerhin hat er die erste, den biografischen Abriss, ordnungsgemäß erfüllt.

„Vielen Dank für diesen Überblick. Sie erleben diese Symptome also schon seit einem halben Jahr, aber alle Ärzte versichern Ihnen, dass Sie organisch in Ordnung sind? Da haben Sie sich bestimmt schon Gedanken darüber gemacht, was mit Ihnen los sein könnte. Stress, sagen die Ärzte – aber Stress kennen Sie schon seit Jahren, sagen Sie. Also: Welche Erklärungen haben Sie?"

Herrn Gruners Reaktion fällt dieses Mal deutlich unsicherer aus als bei der Frage nach den biografischen Daten.

„Ich weiß es nicht. Eventuell kumuliert Stress ja über die Jahre?"

„Sie meinen, der Stress-Eimer läuft über?"

„Ja, so in etwa."

„Hm. Merken Sie denn neben den körperlichen Veränderungen, die Sie geschildert haben, auch andere Veränderungen? In Ihrem Verhalten, in Ihrem Denken oder Fühlen?"

„Im Verhalten auf jeden Fall. Ich habe immer schon gute zehn Stunden gearbeitet, das macht mir nichts. Aber in den letzten Monaten dauert es meistens 12 oder 13 Stunden, bis ich aus dem Büro komme. Manchmal noch mehr. Das liegt daran ...", er zögert.

Ich schaue ihn an, nicke.

„Also", fährt er fort, „das liegt daran, dass ich nicht mehr so effektiv arbeite wie früher."

„Inwiefern?"

„Ich kontrolliere mehr. Früher habe ich etwas geschrieben oder diktiert, habe es ausgedruckt, unterschrieben und weggeschickt. Heute arbeite ich an allen Dingen viel länger, lese meine Texte mehrfach durch ..."

Herr Gruner schaut zur Seite. Er wirkt für einen Moment verlegen. Hier ist eine Spur, denke ich und frage vorsichtig nach.

„Sie lesen Ihre Texte mehrfach durch", wiederhole ich und lasse eine kurze Pause entstehen. Er nickt nur.

„Und ... Sie ändern dann jedes Mal noch etwas?", füge ich fragend an. Diesmal schüttelt er den Kopf.

„Manchmal?"

Wieder schüttelt der den Kopf: „Nein ... selten ..."

Ich muss ihm alle Informationen wie Würmer aus der Nase ziehen. Daher dauert es fast die restliche Stunde, um herauszuarbeiten, was passiert ist.

Herr Gruner verspürte zu Beginn seiner Tätigkeit als Personalvorstand großen Respekt vor seiner neuen Position. Beim Einstiegsgespräch hatte ihm der Vorstandsvorsitzende klargemacht, welch enorm große Verantwortung er nun habe. Über 60.000 Mitarbeiter würden durch seine Entscheidungen Vor- oder Nachteile haben.

Diese Worte hallen ihm seither in den Ohren. Er vermeidet das Wort, jedoch ist offensichtlich, dass er eine vage, aber zugleich starke Angst entwickelt hat, einen schlimmen Fehler zu begehen. Einen Fehler, der für das Leben der Mitarbeiter drastische Konsequenzen haben könnte.

Deshalb hat er begonnen, alle Texte mehrfach zu lesen.

Auf hartnäckiges Nachfragen schildert er, dass er die Post, die er bekommt, grundsätzlich dreimal durchliest, bevor er reagiert. Auch alle Antwortbriefe, die er diktiert, liest er immer mehrfach durch, bevor er sich entscheiden kann, sie freizugeben und abzusenden.

Herr Gruner deutet an, dass dieses Mehrfachlesen ihn mittlerweile pro Tag drei bis vier Stunden Extrazeit kostet. Es ist ihm sichtlich unangenehm, deutlicher zu werden. Da ich als Coach häufig mit Managern arbeite, weiß ich, dass „schnelles, zupackendes Entscheiden" in vielen Firmen einen Universalwert darstellt. Ein Top-Manager, der alle Unterlagen erst mehrfach liest und abwägt, passt nicht in die Soll-Vorgabe solcher Gruppen.

Nachdem seine Situation endlich auf dem Tisch liegt, überlege ich, um welche Art von Problem es sich handelt. Es klingt nach einem Zwangsproblem: Nach dem Zwang, etwas übertrieben oft zu kontrollieren aus Angst, dass sonst etwas Schlimmes passieren könnte. Ich gehe aber davon aus, dass große Gewissenhaftigkeit in dieser Position durchaus wichtig ist. Ich muss klären, wie berechtigt oder wie unnötig seine vielfachen Kontrollen sind.

„Herr Gruner, verstehe ich Sie richtig: Sie lesen alles mindestens drei Mal, um sicher zu sein, dass Sie keinen Fehler machen? Alles, was reinkommt, und alles, was rausgeht?"

„Richtig."

„Und einerseits halten Sie das für notwendig, weil Sie wissen, dass ein Fehler schlimme Auswirkungen haben könnte, andererseits beansprucht dieses dreifache Kontrollieren drei bis vier Stunden jeden Tag?"

„Ja ...", er schaut zur Seite, fühlt vermutlich selbst, dass das nicht gut klingt.

„Okay, Herr Gruner, ich kann nicht beurteilen, wie notwendig das ist. Deshalb noch eine Frage: Im letzten halben Jahr ... seit Sie so intensiv kontrollieren ... wie viele gravierende Fehler haben Sie in dieser Zeit dank des Kontrollierens entdeckt?"

„Das kommt darauf an, was Sie mit gravierend meinen" – er scheint sich zu winden.

„Hm. Sagen wir, alle Fehler, die mehr als 10.000 Euro gekostet hätten, oder derentwegen jemand seinen Job verloren hätte."

Er ist still, schaut weg. Ich warte. Geduldig. Wobei die 50 Minuten Zeit fürs Erstgespräch gerade um sind. Er räuspert sich. Ich warte. Schließlich antwortet er.

„Keinen."

„Wie bitte? Wie viele gravierende Fehler konnten Sie aufgrund der Kontrollen finden?"

„Keinen."

Super. Das ist so klar, dass ich damit arbeiten kann. Ich schaue auf die Uhr.

„Herr Gruner, die Zeit für unser erstes Gespräch ist um. Ich bin Ihnen dankbar für Ihre Offenheit – das war bestimmt nicht leicht. Ich kann Ihnen zwei Dinge zu Ihrem Problem sagen. Erstens: Es gibt etwas, was Ihnen helfen wird. Zweitens: Sie werden nicht bereit sein, es zu tun. Möchten Sie dennoch einen Folgetermin?"

„Wie bitte? Ja, natürlich! Wieso sollte ich nicht – natürlich werde ich das tun!"

„Werden Sie nicht."

Damit gebe ich Herrn Gruner einen Termin und lasse ihn ohne weiteren Kommentar gehen.

Ich will zwei Dinge bewirken: Zum einen bin ich sicher, dass der Spannungsbogen bis zum nächsten Termin hoch bleibt und seine Aufmerksamkeit ebenso. Zum anderen verhält er sich so ambivalent mir gegenüber, lässt sich so zögerlich auf die Therapie ein, dass ich befürchte, ihn zu verlieren, wenn ich etwas Schwieriges von ihm verlange. Indem ich eine Art Verkaufstechnik anwende, will ich ihm *erst* eine Zusage entlocken, bevor ich verrate, worum es geht.

Herr Gruner erscheint in der Folgewoche pünktlich zum Termin, nimmt Platz, schaut mich missbilligend an.

„Also: Was soll mir helfen, und wieso sollte ich das nicht tun?"

Ich runzle die Stirn, blicke ihn ernst an und bitte um Entschuldigung.

„Es tut mir leid, dass ich das gesagt habe. Ich hätte es nicht sagen sollen. Wie auch immer: Fakt ist, dass Sie das, was Ihnen nützen würde, nach meiner Einschätzung niemals tun werden. Wir sollten also an dieser Stelle aufhören. Ich werde Ihnen diesen Termin nicht berechnen, wenn wir ihn jetzt beenden. Mein Fehler, dass wir ihn überhaupt vereinbart haben."

„Wie? Warum? Was soll das?" Herr Gruner versteift sich in seinem Sessel.

„Nun, es hat doch keinen Sinn, Ihnen lang und breit etwas zu erklären, was Sie dann doch nicht tun. Daher ...", ich zucke voller Bedauern die Schultern, „... besser keine Zeit mehr verschwenden, oder?"

„Unsinn! Was soll denn das? Sie können es mir doch wenigstens erst mal sagen!?"

„Sehen Sie: ,Wenigstens erst mal sagen.' Damit nehmen Sie doch selbst schon vorweg, dass Sie es am Ende nicht umsetzen, richtig?"

Er wirkt wütend, versucht zu verstehen.

„Was kann denn so schlimm sein, dass ich es nicht ausführe? Ist es gefährlich? Kann jemand sterben?"

Ich schüttle den Kopf.

„Verletzt werden? Zu Schaden kommen?"

„Nein. Es ist völlig ungefährlich."

Er denkt nach.

„Ist es teuer?"

„Es kostet normalerweise nichts", antworte ich freundlich.

„Warum sollte ich es dann nicht tun?"

„Man braucht Mut." Das ist frech. Ich unterstelle indirekt, dass er nicht genügend hat.

„Mut? Aber wenn ... wenn es nicht gefährlich ist. Und wenn es nichts kostet. Warum sollte ich es dann nicht tun? Wofür sollte ich Mut brauchen?"

Ich hebe meine Schultern an, lasse sie sinken, sage nichts. Er drängt noch einige Minuten weiter, dass ich doch „erst mal" sagen soll, worum es geht. Am Ende ist er reif für meine Bedingung.

Von anderen Klienten weiß ich, dass ihnen das, was hier zu tun ist, sehr schwerfällt. Ein Manager, der gern das Heft in der Hand hält und gut dasteht, wird sich vermutlich noch mehr wehren. Außerdem ist er zehn Jahre älter als ich – ein weiterer Grund, meine Vorschläge abzulehnen. Mir zu versprechen, genau das nicht zu tun, ist daher meine Bedingung.

„Herr Gruner, ich werde Ihnen sagen, was Sie tun können, um Ihr Problem zu lösen – aber nur, wenn Sie mir vorher versprechen, es auch zu tun. Vorher."

Er schaut mich verärgert an, geht die Argumente noch einmal durch.

„Ich brauche Mut – aber es kostet nichts und ist auch nicht gefährlich?"

Ich nicke.

„Warum können Sie es dann nicht erst mal sagen?"

Ich schüttle den Kopf. „Erst mal sagen" sei nicht verbindlich. Herr Gruner kapiert es. Überlegt. Schließlich nickt er.

„Okay."

„Okay? Sie versprechen, zu tun, was ich sage, wenn es nicht gefährlich ist und nichts kostet? Aber immerhin Ihr Problem löst?" Ich strecke meine Hand aus, er zögert kurz. Dann schlägt er ein. Mit Entscheidungsschwäche wird niemand Vorstand.

„Wunderbar, Herr Gruner", ich lehne mich nach vorn. „Sie sind mutig. Ich sage Ihnen jetzt, was Ihr Problem ist und was Ihnen hilft."

Ich habe seine volle Aufmerksamkeit, wenn auch nicht sein Wohlwollen. Er macht eine ungeduldige Geste.

„Erstens: Ihr Problem ist, Sie haben Angst. Angst, einen Fehler zu machen. Konkreter: Sie haben eine *irrationale* Angst, denn Sie haben mir letztes Mal erzählt, dass Sie bei all den vielen Hundert Stunden des Kontrollierens nie einen gravierenden Fehler gefunden hätten. Das dreimalige Durchlesen jeglicher Post ist also offenbar unnötig – die wichtigen Dinge finden Sie beim ersten Lesen."

Er schaut finster, hört mir zu, bestätigt meine Worte nicht, lehnt sie aber auch nicht ab.

„Zweitens: Ich bin Experte für die Bekämpfung irrationaler Ängste. Wenn jemand Angst vor Spinnen hat, hole ich Spinnen in die Praxis. Wenn jemand Angst vor geschlossenen Räumen hat, sperre ich ihn ins Praxisklo. Natürlich immer nach Absprache. Das ist das, was Menschen mit Ängsten am schnellsten und klarsten hilft."

Er starrt mich an.

„Natürlich gibt es auch andere Methoden. Sie könnten sich einige Monate lang jede Woche mit einem Therapeuten treffen und über Ihre Vaterbeziehung reden ... über den Leistungsdruck von damals ... darüber, wie Sie heute diesen strengen Vater verinnerlicht haben und sich selbst ständig unter Druck setzen. Ich schätze, dafür haben Sie weder Zeit noch Interesse?"

Ich sehe, wie er den Kopf schüttelt, und lasse die Katze vollends aus dem Sack.

„Daraus folgt: Ihre Angst vor Fehlern wird dadurch verschwinden, dass Sie Fehler *machen*. Ihre Aufgabe besteht darin, bis auf Weiteres an jedem Tag der Woche wenigstens einen Fehler zu machen. Das Gute ist: Es muss kein gravierender Fehler sein."

Herr Gruner ist fassungslos, weicht im Sessel zurück.

„Auf *gar* keinen Fall!"

Es dauert gut fünf Minuten, ihn auf sein Versprechen festzunageln. Schließlich nickt er stöhnend.

„Und *was* soll ich falsch machen?"

„Das können wir jetzt besprechen. Da ich Ihren Job nicht kenne, müssen wir die passenden Fehler-Ideen zusammen entwickeln."

In den folgenden 20 Minuten versuchen wir, den ersten Fehler zu definieren. Zunächst lehnt Herr Gruner alles ab. Was auch immer ich vorschlage, er ist nicht bereit, es umzusetzen. Zu gravierend, zu massiv, zu irritierend, zu peinlich, zu unwägbar ... Mein Klient windet sich. Ich merke, dass die Einwände Vorwände sind, es geht ums Prinzip – einen Fehler zu machen erträgt er nicht.

Am Ende ist es geschafft: Wir einigen uns darauf, dass er Montagfrüh beim nächsten Vorstandsmeeting den ersten Fehler machen wird. Jeder Vorstand berichtet zwischen 9 und 10 Uhr aus seinem Ressort. Das Ritual sieht vor, zu schildern, was vergangene Woche wichtig war und was in der kommenden Woche ansteht. Jeder präsentiert seine Themen mithilfe von Folien – wir leben noch in der Welt der Overheadprojektoren. Danach werden jedes Mal Fotokopien der Folien ausgeteilt.

Neben ihm gibt es sieben weitere Vorstandsmitglieder. Herrn Gruners geplanter Fehler wird darin bestehen, nur fünf statt sieben Kopien zu verteilen. Wichtige Zusatzbedingung: Herr Gruner darf den Fehler der fehlenden Kopien nicht auf seine Assistentin oder sonst jemanden schieben. Es muss *sein* Fehler sein.

Der Plan hört sich für die meisten Menschen nicht schlimm an – es war aber ein langer Kampf, wenigstens für diese Aktion eine Zusage zu bekommen.

Wir benötigen noch einmal 20 Minuten, um die Fehler für Dienstag und Mittwoch zu definieren, dann ist die Stunde um. Ich verpflichte Herrn Gruner, am kommenden Montag mit dem ersten Fehler zu beginnen. Fluchend verlässt er meine Praxis.

Am Donnerstag darauf begrüßt mich Herr Gruner sehr knapp. Er setzt sich, sagt nichts, meidet zunächst meinen Blick. Schließlich fixiert er mich; er zeigt ein Pokerface, aber seine Augen glühen:

„Haben Sie das vorher gewusst?"

Ich hebe fragend die Augenbrauen. Wie bei den meisten Experimenten kann man nicht zu 100 Prozent sicher sein, wie sie ausgehen. Mein Klient atmet durch und berichtet.

Nach unserer letzten Sitzung habe er die Praxis völlig aufgewühlt verlassen. Er habe sich verflucht, dass er sich von mir hatte manipulieren lassen. Von Donnerstag bis Montag war ihm immer wieder der Gedanke gekommen, sich einfach nicht an sein Versprechen zu halten. Das habe ihn fast zerrissen, er habe an fast nichts anderes denken können.

Je näher der Montag kam, desto mehr habe sein Dilemma ihn gequält. Er wollte keinen Fehler begehen, hatte es aber fest zugesagt. Er hatte es mir in die Hand versprochen. Außerdem hatte ich ja behauptet, dass es ihm *helfen* würde. *Und* ich hatte indirekt noch etwas von Mut gesagt, der ihm vermutlich fehlen würde.

Das Wochenende vor dem Montag sei jedenfalls total versaut gewesen. Wieder und wieder habe er sich vorgestellt, wie er sich Montagfrüh vor seinen Kollegen „total blamieren" würde. Eine leise innere Stimme, die ihm sagte, so schlimm sei das vielleicht gar nicht, habe kein Gehör gefunden.

Von Sonntag auf Montag hatte Herr Gruner kein Auge zugemacht. Die Angst vor dem Fehler und vor dem Urteil der Kollegen sowie die Ambivalenz, ob er nicht doch kneifen sollte, hatten ihn wachgehalten.

Endlich war der Montag da. 9 Uhr, die Sitzung begann. Herr Gruner war als Vierter dran, ging nach vorn, hielt seine Präsentation. Wochenrückblick, Wochenausblick. Dann folgte der Moment der Wahrheit: Herr Gruner verteilte die Kopien und hatte für die sieben Vorstandskollegen nur fünf dabei.

Wie geplant und in der Praxis sogar geübt, blieb er gespielt geschockt vor dem sechsten und siebten Kollegen stehen, schaute diese an, verblüfft, verlegen: *„Oh! Jetzt habe ich tatsächlich für Sie beide keine Kopie erstellt! Wie konnte mir das nur passieren?"*

Armageddon!

Natürlich ging die Welt nicht unter; es passierte, was jeder vermuten würde, der *nicht* das Problem meines Klienten hat. Vorstand sechs zuckte mit den Schultern, schaute Vorstand fünf an und meinte: „Na, da können Sie ja nachher noch eine Kopie für mich machen lassen, oder?" Woraufhin dieser nickte und Vorstand sieben sich anschloss: „Für mich bitte auch eine."

Nassgeschwitzt und innerlich zitternd erlebte Herr Gruner live und in Farbe, wie sich sein „unglaubliches Problem" innerhalb von fünf Sekunden in Wohlgefallen auflöste.

Im Nachhinein kann man sagen, es war ein Glück, *wie* massiv und *wie* irrational er sich in den Tagen zuvor in seine Untergangsfantasien hineingesteigert hatte. Der Kontrast zwischen seiner tagelangen Panik vor diesem Moment und dem, was wirklich in der Situation geschah, wirkte extrem heilsam.

Sicher hat Herr Gruner in irgendeinem Winkel seines Verstandes gewusst, wie übertrieben seine Ängste waren – aber er musste es darüber hinaus wirklich *erleben*.

Herr Gruner ist ein kluger Mann. Als er nach der Vorstandssitzung wieder in seinem Büro saß, war er erschüttert. Erschüttert von dem Kontrast. Erschüttert davon, wie sehr er sich über diesen kleinen geplanten Fehler tagelang selbst verrückt gemacht hatte. Er schildert seine Reaktion.

„Ich konnte nicht glauben, was für ein Idiot ich war! Wie konnte ich mich so weit verrennen, zu glauben, die fehlenden Fotokopien könnten einen Karriereknick bewirken? Ich konnte noch mehrere Stunden danach über nichts anderes nachdenken."

Ich nicke, bin gespannt, wie weit seine intensive Erkenntnis Wirkung zeigen würde.

„Am restlichen Tag hatte ich natürlich wie immer eine Menge Briefe und andere Dokumente zu lesen. Ich musste auch Texte und Memos diktieren, die dann getippt und mir zur Prüfung und Unterschrift vorgelegt wurden."

Ich nicke. Genau bei diesen Aufgaben hatte er sich ja in offenbar unnötigen Kontrollorgien verheddert. Er fährt fort.

„Immer, wenn ich etwas ein zweites Mal lesen wollte – zur Sicherheit –, schoss es wie ein Stromschlag durch mich durch. ‚Idiot!', habe ich dann gedacht und es jedes Mal gelassen. Ich war so erleichtert, dass mir das gelang!"

Ich freue mich. Mit einem solch durchschlagenden Erfolg hatte ich nicht gerechnet.

„Ich habe trotzdem am Dienstag und Mittwoch wie besprochen die beiden anderen vereinbarten Fehler begangen. Das war aber jeweils vollkommen stressfrei und lächerlich, mein Herz hat dabei keinen Schlag schneller geklopft als üblich."

Er sucht meinen Blick.

„Deshalb meine Frage: Haben Sie das vorher schon gewusst? Haben Sie das von Anfang an so kommen sehen?"

Ich muss lachen und gebe eine ehrliche Antwort.

„Nö. Auf keinen Fall. Ich hatte angenommen, dass Sie 10 oder 15 Fehler nach und nach begehen müssten, damit es irgendwann mal *Klick* macht. So läuft das bei den meisten Menschen mit ähnlichen Problemen."

Nach kurzem Überlegen ergänze ich:

„Das ist eben der Vorteil davon, wenn man mit klugen Leuten zusammenarbeitet: Bei Ihnen hat es gleich beim ersten Mal *Klick* gemacht. Ganz sicher wusste ein Teil von Ihnen von Anfang an, dass Sie sich mit den vielen Kontrollen in etwas verrannt hatten. Es genügte nur nicht, das rational zu verstehen. Es war nötig, es auch deutlich zu spüren."

Dieser dritte Termin war Herrn Gruners letzter. In einer kurzen Befragung, die ich ein Jahr nach Therapieende allen Klienten zusende, antwortete er, dass er immer noch auf die unnötigen Kontrollen verzichten könne und dadurch wieder, wie üblich, nach zehn oder elf Stunden Feierabend habe. Seine Stresssymptome seien verschwunden.

„Einmal *Klick* hat gereicht – es war ja auch laut genug!", schrieb er unter den Fragebogen.

Rauchzeichen durch Zeit und Raum

Isabelle hat sich zur Raucherentwöhnung angemeldet. Sie wohnt in Würzburg, 120 Kilometer von meiner Praxis entfernt. Sie ist Psychologin, eine Kollegin, wir kennen uns von einem Seminar an der Uni Gießen, das ich 2011 zum Thema „Hypnotische Kommunikation in der Verhaltenstherapie" gehalten habe. Isabelle war damals Teilnehmerin im Ausbildungskurs, ich war drei Tage dort, um etwas über Hypnose zu erzählen und verschiedene Techniken zu zeigen.

Eine der Techniken hatte ich wohl mit ihr demonstriert. Als Kursleiter ist man froh, wenn sich eine Teilnehmerin traut, vor Publikum ein persönliches Thema zu bearbeiten. Isabelle hatte damals Probleme mit ihrem Chef, daran hatten wir gemeinsam gearbeitet, damit ich der Gruppe eine hypnotherapeutische Vorgehensweise demonstrieren konnte.

Einige Jahre später sitzt sie in meiner Praxis vor mir und erzählt, dass diese Probleme am Montag nach dem Seminar verschwunden waren. Deshalb glaubt sie, dass ich ihr auch heute helfen kann. Ich kann mich an die Demo und an das Thema nicht mehr erinnern, aber ich weiß aus Erfahrung: Wenn jemand von weit her zum Therapeuten fährt und vorher schon überzeugt ist, dass dieser helfen kann, ist das eine gute Voraussetzung für eine erfolgreiche Therapie.

Wir einigen uns auf das „Du", da man sich damals im Kurs ebenfalls geduzt hat. Isabelle ist Anfang 30, schlank, hat dickes blondes Haar, zu einem Zopf geflochten. Sie schaut mich mit klaren Augen an, holt tief Luft und berichtet.

„Ich bin schwanger. Ich weiß es seit drei Wochen. Es ist einfach wunderbar. Aber ich rauche noch und werde deshalb fast verrückt. Ich war immer sicher, dass ich sofort aufhören würde, wenn ich mal schwanger bin. Jetzt bin ich von über 20 Zigaretten am Tag runter auf zehn bis zwölf – aber da hänge ich fest. Diese letzten bekomme ich nicht los."

Ihr Blick ist finster und verlegen zugleich. Offenbar ist sie sauer auf sich selbst und enttäuscht. Sie schämt sich für ihre Schwäche.

Ich arbeite mit der *SmokeX*®-Methode von Wilhelm Gerl. In der ersten von maximal vier Sitzungen erfasst man das individuelle Raucherverhalten, klärt Dauer und Menge; man erfasst die persönliche Motivation fürs Aufhören, fragt nach bisherigen Versuchen aufzuhören; man informiert, führt Tests zur Trancebereitschaft durch.

In dieser Sitzung fließen Informationen in beide Richtungen. Die Bereitschaft zum Aufhören wird eingeschätzt. Durch offene Fragen werden innere Suchprozesse angeregt, der Boden für die folgenden Sitzungen wird bereitet.

Isabelle erzählt, dass sie raucht, seit sie 15 ist. Die Menge ist mit gut 20 Zigaretten täglich seit damals recht konstant. Vor fünf Jahren, als sie gerade 28 war, ist ihr Vater an Lungenkrebs gestorben – er war sehr starker Raucher. Das hat sie geschockt, und damals versuchte sie aufzuhören. Sie hat einen Urlaub in Südschweden abgewartet, mit Freunden. Sie dachte, die Ruhe im schwedischen Wald, an einem einsamen See, würde das Aufhören erleichtern.

„Und?", frage ich. „Wie lange hat das geklappt?"

„Vier Tage. Ich war unerträglich, total mies gelaunt, extrem aggressiv ohne die Zigaretten. Alle Freundinnen und

Freunde haben mich gebeten, *bitte* wieder zu rauchen, weil ich ansonsten allen Leuten den Urlaub versauen würde."

Wir müssen beide lachen. Durch eine Imaginationsübung überprüfe ich Isabelles momentane Trancebereitschaft. Das Ergebnis ist sehr positiv, was keine Überraschung ist. Schließlich verfügt sie über Vorerfahrung, und unser persönlicher Kontakt ist gut. Also führen wir noch in der ersten Sitzung die erste Trance durch, in der wir den geeigneten Tag zum *frei werden* bestimmen. Ihr Unbewusstes benennt den Donnerstag in dreieinhalb Wochen als „Tag X", als Termin für die Verabschiedung der Zigarette.

„So lange noch?", fragt sie. Sicher denkt sie dabei an das Leben in ihrem Bauch.

Ich zucke die Achseln: Meistens weiß das Unbewusste, was gut ist und notwendig, und man fährt gut damit, sich danach zu richten. Warum sollte man sonst fragen?

Beim Weggehen, schon in der Tür, sagt Isabelle noch: „Da war übrigens ganz viel Wasser, in der Trance gerade. Hat das etwas zu bedeuten?"

Wieder ziehe ich die Schultern hoch. Bestimmt hat es eine Bedeutung, aber diese kann nur sie kennen, nicht ich: „Sagt dir das denn etwas? Viel Wasser?"

Isabelle schüttelt den Kopf. „Nein. Keine Ahnung."

In den folgenden Sitzungen des Verfahrens bekommen die Klienten weitere Informationen über das geeignete Verhalten am Tag des Aufhörens. Vor allem werden verschiedene Tranceübungen durchgeführt, welche sie in unterschiedlicher Weise unterstützen, sich für immer von der Zigarette zu befreien. Über das, was beim zweiten Termin passiert, werde ich gleich noch berichten.

Wir treffen uns jedenfalls zur zweiten und dritten Sitzung. Es ist noch eine Woche bis zum Tag X. Als ich nach der dritten Sitzung für das abschließende vierte Gespräch am Tag X eine Uhrzeit vereinbaren möchte, schaut Isabelle mich überrascht an.

„Da muss ich noch mal herkommen?"

„Du musst nicht – alles ist freiwillig. *SmokeX®* umfasst in der Regel vier Sitzungen. Das heißt aber nicht, dass jeder alle komplett durchführen muss", erkläre ich. Aber Isabelle ist beunruhigt, sie streicht mit der rechten Hand über ihren Bauch.

„Ich will nichts falsch machen! Wenn du meinst, dass alle vier Termine wichtig sind, dann komme ich auf alle Fälle noch mal in die Praxis. Ich wollte halt an meinem ersten rauchfreien Tag ins Sandermare gehen, das ist ein großes Thermalbad bei uns. Mit Tageskarte, gleich morgens, wenn die aufmachen, bis zum Abend. Das war der Plan."

Ich lächle: „Ach, das hast du aus dem Wasser-Thema der ersten Trance gemacht!"

Sie schaut verständnislos. „Welches Wasser-Thema?"

Als ich ihr das Ende des Erstgesprächs in Erinnerung rufe, reagiert sie indifferent. Nicht mal, als ich es schildere, erinnert sie sich daran, dass „viel Wasser" in der ersten Trance aufgetaucht war.

Einmal mehr bin ich fasziniert von den Wegen, die die Seele findet, damit sich das Leben gut entwickelt. Und stärker als zuvor bin ich davon überzeugt, dass sie in die Therme gehen und ihrer eigenen Idee folgen soll. Vermutlich brauchen wir die vierte Sitzung nicht mehr. Das Wasser ist ihr Weg.

Isabelle zögert noch immer. Sie möchte alles tun, was nötig ist. Da ich finde, sie soll in ihre Therme gehen, denke ich nach. Meine Praxis liegt 14 Kilometer von meinem Wohnort entfernt. Ich schaue in meinen Kalender: Am Tag nach Tag X, am Freitag der kommenden Woche, habe ich zu Hause einen Bürotag geplant.

„Isabelle, ich bin überzeugt, dass ein Tag im Sandermare ideal für deinen ersten rauchfreien Tag ist. Damit du dich vollkommen sicher fühlen kannst, biete ich Folgendes an: Wir telefonieren am *day after*, am Freitagmorgen. Ich bin an dem Tag zu Hause im Büro. Du berichtest mir, wie es gelaufen ist. Wenn in dem Telefonat einer von uns das Gefühl hat, dass noch etwas fehlt, dann fahre ich rüber in die Praxis und wir machen die letzte Sitzung. Okay?"

Damit ist sie einverstanden, und sie verlässt die Praxis. Drei Sitzungen sind durch, in einer Woche ist Tag X, den sie in ihrem ausgewählten Thermalbad verbringen wird.

Ich wollte ja noch von der zweiten Sitzung berichten. Sie ist der Grund, weshalb ich Isabelles Geschichte in dieses Buch der besonderen Erlebnisse aufgenommen habe.

In Sitzung zwei führten wir das sogenannte *Six Step Reframing* durch, eine Methode aus einem hypnosenahen Ansatz. Mit sechs Schritten macht man einen vermeintlichen Gegner zum Freund. Ich unterstütze Isabelle zunächst dabei, erneut in Trance zu gehen. Dies ist Schritt eins.

Als Nächstes finden wir ihren heutigen Ja- und ihren Nein-Finger: Der jeweilige Finger wird unwillkürlich zucken, wenn Isabelles Unbewusstes etwas mit Ja oder mit Nein beantwortet. Ich kann durch die Fingersignale direkt mit ihrem Unbewussten kommunizieren, Isabelle selbst muss nicht sprechen, sie muss auch nicht über die Fragen nachdenken – die Antworten kommen von innen.

Dann fordere ich Isabelle auf, den Teil ihres Unbewussten, der im Moment noch meint, dass Rauchen gut für sie sei, um Unterstützung zu bitten. Dabei verspreche ich, dass wir nichts unternehmen werden, was den Interessen dieses Teils entgegenläuft. Dies ist nötig und möglich, weil ich von der Annahme ausgehe, dass dieser innere Teil Isabelle durch das Rauchen unterstützen und nicht schädigen möchte.

Nach einigen Atemzügen zuckt ihr Ja-Finger: Der Teil, der für das Rauchen zuständig ist, möchte also mithelfen.

Im dritten Schritt spreche ich direkt zu diesem Teil:

„Lieber Teil, danke, dass du mithelfen magst. Sei so lieb und nenne Isabelle in den nächsten Sekunden und Minuten *alle Gründe*, weshalb sie zurzeit noch raucht!"

Dann warte ich, beobachte Isabelle genau und begleite mit leisen Worten ihren inneren Erkundungsprozess.

„Teile ihr alle Gründe mit ... einen nach dem anderen ... in aller Ruhe ..."

Ihre Augen sind geschlossen, Isabelles Gesicht ist ruhig, glatt, ich sehe wenig Bewegung. Ich überlege mir, dass sie als Psychologin vielleicht schon alle Gründe kennt, weshalb sie raucht. Dann denke ich, Psychologen sind auch nicht immer so schlau, das weiß ich von mir selbst, und füge zur Sicherheit noch einen Satz hinzu. Ich spreche ihn mit möglichst viel Bedeutsamkeit in der Stimme:

„ ... und *auch* die wirklich *wichtigen* Gründe ...!"

Noch in derselben Sekunde verändert sich Isabelles Mimik. Das Gesicht zeigt großen Schmerz, Tränen rollen über ihre Wangen.

Ich bin total erschrocken, schimpfe innerlich: „Mist, der Wilhelm hat uns nicht beigebracht, was wir tun sollen, wenn die Leute an der Stelle einfach losheulen!"

Glücklicherweise kommt mir ein Grundgedanke meiner Erickson'schen Ausbildung in den Sinn:

Alles, was vom Klienten kommt, ist hilfreich – nütze es!

Das beruhigt mich etwas. Immerhin, denke ich, schien mir ihre Reaktion auf die Frage nach den Gründen fürs Rauchen anfangs zu glatt – ich sollte mich also nicht beschweren. Gut, dass ich noch mal gefragt habe – wenn sie mir auch leidtut, wie sie weinend dasitzt.

Nach und nach führe ich Isabelle durch die restlichen Schritte: Ihr Unbewusstes insgesamt wird jetzt gebeten, für jeden Grund, weswegen sie bisher Zigaretten geraucht hat, drei kluge, für sie stimmige Alternativen zu finden. Was kann sie zukünftig tun – anstatt zu rauchen?

Wenn sie genügend neue Alternativen entdeckt hat, soll ihr Unbewusstes mir wieder ein Ja-Signal senden. Als der Ja-Finger schließlich zuckt, lade ich Isabelle ein, langsam aus der Trance zurückzukommen. Ich selbst atme erst einmal durch.

Sie orientiert sich ein Weilchen, schnäuzt sich, schaut mich an. Auch sie atmet durch. In der kleinen Pause, die entsteht, merke ich wieder, weshalb ich die Prinzipien der Hypnotherapie so liebe.

Erstens führe ich als Therapeut meine Klientin durch ihre eigenen inneren Prozesse. Ich muss nicht herausfinden, weshalb sie raucht; ihr Unbewusstes weiß es längst. Ich muss auch keine Alternativen dafür entwickeln – ihr Unbewusstes kann das viel besser als ich.

Im Gegensatz zur autoritären Hypnose („Die Zigarette schmeckt ab heute wie Hundekot!") wird die so viele Jahre gepflegte Gewohnheit nicht herabgewürdigt. Sie wird vielmehr anerkannt, denn sie erfüllte über lange Zeit eine wichtige, oft identitätsstiftende Funktion für den Klienten.

Sie wird auch nicht ersatzlos weggenommen, sondern durch Alternativen ergänzt. Der Klient wird im vielfachen Sinn bereichert – durch sich selbst.

Dies sind sicher einige der Gründe, weshalb hypnotherapeutische Raucherentwöhnung in seriösen Wirksamkeitsstudien deutlich bessere Ergebnisse aufweist als die eindimensionale Hypnose.

Während ich über diese Dinge nachdenke, ist Isabelle langsam wieder ganz da. Ich frage, wie sie sich fühlt. Alles scheint okay zu sein, wir reden kurz allgemein über die Trance, über den freundlichen Teil in ihr, der geholfen hat, über ihren Ja-Finger, der sie fasziniert hat. Ich zögere, dann formuliere ich mein Anliegen.

„Isabelle – es geht mich nichts an. Wenn du nicht magst, ist es auch okay. Ich bin nur neugierig. Also: Wenn es in Ordnung für dich ist, magst du mir erzählen, weshalb du so arg geweint hast?"

Sofort werden ihre Augen wieder rot, und neue Tränen fließen. Sie erklärt es mir.

„Du hast gesagt, mein kluger innerer Teil soll mir sagen, wofür das Rauchen alles gut ist in meinem Leben. Da fielen mir direkt ein paar Punkte ein, die ich auch vorher schon dachte. Dann hast du noch irgendwas gesagt, von wegen was *wirklich wichtig* sei oder so – da ist es wie ein Blitz durch mich durchgeschossen."

Sie putzt ihre Nase, holt Luft – ich habe nicht die leiseste Ahnung, was kommt.

„Wir waren zu Hause vier Kinder. Nur ich habe geraucht, keines meiner Geschwister. Ich – und mein Papa."

Shit. Jetzt weiß ich, was kommt. Ziemlich sicher.

„Wir hatten unsere gemeinsamen Rituale. Wenn die anderen nach dem Essen in der Küche halfen ... oder Hausaufgaben machten oder spielen gingen ... saß ich immer noch mit meinem Papa zusammen, und wir haben eine geraucht, geredet ... es war etwas, was nur wir beide hatten.

In der Sekunde, als du den Teil in mir gebeten hast, zu sagen, was das *Wichtigste* am Rauchen ist, wurde mir in jeder Zelle meines Körpers klar: Das Rauchen verbindet mich mit meinem toten Vater."

Wieder mal habe auch ich feuchte Augen, schlucke, nicke:

„Kein Wunder, dass du damals im Urlaub nicht aufhören konntest – ein paar Wochen nach seinem Tod!"

Sie nickt. „Das ist mir jetzt auch klar geworden."

Eine Frage habe ich noch.

„Und hast du gute Alternativen gefunden, wie du außer durch die Zigaretten noch mit ihm in Verbindung bleiben, sein Andenken ehren kannst?"

Isabelle lächelt.

„O ja, das habe ich."

Die zweite Sitzung ist um, in der Woche darauf findet die dritte statt, in der wir ja am Ende besprechen, dass sie am Tag X in die Therme gehen will.

Wie verabredet telefonieren wir am Tag nach Tag X, am Freitag. Ich frage Isabelle, wie es in der Therme war. Wie ihre Stimmung war. So schrecklich wie im Schwedenurlaub, oder ... ?

„Es war ein herrlicher Tag gestern", erzählt sie am Telefon. „Gleich beim Aufstehen habe ich mich unglaublich gut gefühlt, so frei. Ich bin nach dem Frühstück in die Therme gegangen, war dort von 9:30 Uhr bis 18 Uhr, bin total aufgeweicht nach Hause gekommen. Meine Stimmung war wunderbar, sie ist es auch heute noch. Mir fehlt überhaupt nichts, kein Entzug, keine Aggressivität, alles ist traumhaft."

Wir verabschieden uns. Ich wünsche ihr alles Gute für die restliche Schwangerschaft, für die Geburt.

Offenbar konnte Isabelle sich diesmal ganz leicht lösen. Sie musste sich nur von der Zigarette lösen. Ihre Nähe zum toten Papa durfte sie behalten.

Der rettende Rückfall

Frau Erzbrecher ist 26 Jahre alt und wirkt körperlich sehr gepflegt. Sie ist recht intensiv geschminkt, ihre Fingernägel stechen fast wörtlich ins Auge: Sicher drei bis vier Zentimeter lang, von intensivem Rosarot, darauf verschiedene Glitzerelemente. Sie trägt zwar grellbunte Leggings in mindestens zwölf Farbtönen, aber es sind die frühen 90er-Jahre: Das tragen zurzeit sowieso fast alle Frauen im Ort.

Sie kommt mit dem Taxi zum Erstgespräch, und wir haben zuvor am Telefon verabredet, dass der Fahrer dreimal hupt, wenn sie da sind. Dann kann ich rauskommen und sie direkt am Taxi abholen. Die circa 20 Meter vom Taxi bis zu meiner Haustür alleine zu gehen erscheint ihr zu der Zeit undenkbar.

Frau Erzbrecher schildert die typischen Symptome einer Agoraphobie. Sie hat rasende Angst, sich alleine auch nur einen Schritt vom Haus zu entfernen, weil sie sicher ist, dass sie das nicht überleben würde. Zwar stimmt sie zu, dass das ziemlicher Quatsch ist – aber die Angst ist stärker als die Logik, und so bleibt sie im Haus.

Manchmal nimmt sie sich vor, den Bann zu brechen und einfach mal wieder spazieren zu gehen oder einkaufen zu fahren. Aber wenn Frau Erzbrecher nur für mehr als fünf Sekunden daran denkt, bekommt sie Herzrasen, Schweißausbrüche, zitternde Knie. Lieber bleibt sie drin. Seit etwas mehr als drei Jahren.

Frau Erzbrecher lebt seit circa vier Jahren in einer Partnerschaft. Sie hat eine siebenjährige Tochter vom vorigen Partner. Die drei leben zusammen, der heutige Partner arbeitet Schicht. Von Beruf ist Frau Erzbrecher Friseurin, manche Kundinnen von früher kommen zu ihr nach Hause, um sich von ihr die Haare machen zu lassen.

Davon abgesehen hat sie nur noch wenige soziale Kontakte. Frau Erzbrecher kann zwar in Begleitung aus dem Haus gehen – leicht fällt ihr das aber nicht, sodass sie keine Freundinnen mehr besucht und nicht mehr ausgeht.

Sie bietet selbst einen Grund für ihre Problematik an: Etwa zwei Jahre, bevor die Ängste zum ersten Mal aufgetreten sind, ist ihr Vater verstorben. Er war erst 52, nach Auskunft der Mutter ist er eines morgens zu einem Spaziergang aufgebrochen. Andere Spaziergänger fanden ihn zwei Stunden später tot auf einem Waldweg. Laut ärztlicher Diagnose starb er an einem Herzinfarkt.

In einem Streit mit ihrem Freund zwei Jahre später bekam Frau Erzbrecher plötzlich massives Herzrasen, Herzstechen. Sie war überzeugt, jetzt ebenfalls am Herzinfarkt zu sterben, rief den Notarzt, alle Untersuchungen waren ohne Befund. Dennoch verließ sie ab diesem Moment nicht mehr alleine das Haus. Sie wollte nicht enden wie ihr Vater.

Bei der Angst, dass das Herz einfach stehen bleiben könnte, findet sich in der Vorgeschichte oft der plötzliche Herztod eines nahestehenden Menschen. Das erklärt die Entstehung, aber es löst nicht das Problem.

Man kann auch gut verstehen, was zwei Jahre danach passiert ist: Durch den Streit hat Frau Erzbrechers Körper Adrenalin ausgeschüttet, ihr Herz begann deshalb rasch und kräftig zu klopfen – als sie das spürte, hat sie aufgrund der Vorgeschichte mit dem Vater „Herzinfarkt!" gedacht. Spätestens ab diesem Moment wurde im Körper natürlich noch mehr Adrenalin ausgeschüttet, das Herz schlug noch schneller und stärker – ein Teufelskreis begann.

Ich erfrage noch ein wenig genauer als hier geschildert Frau Erzbrechers Lebensumstände. Ich lasse mir ihre Gedanken schildern, wenn sie an den Vater denkt. Wenn sie ans Rausgehen denkt. Wenn sie an den Tod denkt. Ich frage nach ihren Stärken, nach ihren Hobbys, ich verschaffe mir ein Bild von ihrem Leben und von ihr als Person.

Die Antworten sind jeweils unauffällig, keine besonderen Belastungen werden beschrieben, außer dem schlimmen, frühen Tod des Vaters. Ich entscheide, ihr eine klassische Verhaltenstherapie anzubieten. Diese ist für solche Symptome maßgeschneidert, es scheint keine komplexeren Zusammenhänge zu geben.

Im zweiten Gespräch erkläre ich Frau Erzbrecher den sogenannten „Teufelskreis der Angst". Ich zeichne für sie die einzelnen Komponenten des Angst-Kreislaufs auf und betone, dass sie kerngesund ist. Das, was sie fühlt, ist kein kaputtes Herz, sondern das Adrenalin, welches aufgrund der Angst durch ihre Adern strömt. Natürlich habe ich zuvor vom Hausarzt bestätigen lassen, dass sie tatsächlich kerngesund ist.

Wir arbeiten heraus, dass es letzten Endes ihre schlimmen Befürchtungen sind, welche die Angst und damit auch das Adrenalin und das Herzrasen auslösen. Frau Erzbrecher versteht es, fühlt sich seit Langem beruhigter – denn ihr Hausarzt hat nur immer wieder gesagt: „Da ist nichts." Dieser Satz hat ihr nie ausreichend erklärt, weshalb sie solch massive körperliche Symptome verspürt.

Im dritten Termin berichtet sie, dass sie diese Informationen und das Wissen über die Zusammenhänge extrem hilfreich findet – endlich eine Erklärung! Dennoch ändert es nichts: Sobald sie vor die Tür gehen will, tritt wie immer ganz massive Panik auf.

„Das ist normal", sage ich und erkläre ihr, dass ich beim letzten Mal ihren Kopf informiert, mit ihrem Verstand geredet hätte, aber dass bei Ängsten ihr Körper die Kontrolle übernehmen würde. Und Frau Erzbrechers Körper sei eben noch immer auf Angst programmiert.

Daraus folgt, dass wir eine Strategie benötigen, um ihren Körper zu überzeugen, dass draußen zu sein nicht automatisch das Leben kosten muss. Die beste Strategie dafür ist, es zu erleben. Wir planen deshalb eine klassische Konfrontationstherapie, in der Frau Erzbrecher nach und nach mit dem, wovor sie Angst hat, konfrontiert wird. Dabei erlebt sie jedes Mal, dass die Angst zwar kommt, jedoch nicht bleibt.

Dieses Prinzip hatten wir schon im Fall von Frau Ostend kennengelernt, die nicht nur drei, sondern 25 Jahre lang nicht alleine vor die Haustüre gegangen war. Wenn man gegen solche Phobien nichts unternimmt, werden sie schlimmer, sie gehen im Allgemeinen nicht von alleine weg.

Ich unterstütze Frau Erzbrecher in den nächsten Stunden darin, kleine Schritte auf die Straße zu wagen, sich immer weiter von meiner Praxis zu entfernen. Dabei bin ich zunächst in der Nähe. Anschließend soll sie die gleiche Übung ohne mich durchführen und auch während der Woche als therapeutische Aufgabe zu Hause üben. Langsam vergrößern wir den Abstand zur jeweiligen Haustür.

Wir feiern, als sie eine Tube Zahnpasta in der Drogerie schräg gegenüber der Praxis kauft. Ich stehe am Fenster, feure sie an, als sie über den Zebrastreifen geht und im Laden verschwindet. Ich juble, als Frau Erzbrecher nach fünf Minuten die Zahnpasta schwenkend wieder heraus und über die Straße zurück in die Praxis kommt.

Frau Erzbrecher steigert in den nächsten Wochen ihre Erfolge und erweitert ihren Radius, übt regelmäßig ohne mich. Sie beginnt, wieder selbst im Ort mit dem Auto zu fahren. Alles läuft sehr gut.

Eines Tages ruft sie mich vor der Sitzung an: Ich solle sie unten abholen. Ich gehe raus, und Frau Erzbrecher fährt wie zu den ersten Stunden mit dem Taxi vor.

Weinend sitzt sie vor mir: Vor fünf Tagen habe sie einen massiven Rückfall gehabt. Es gab wieder mal einen Streit mit ihrem Partner, das passiere zurzeit öfter. Und mitten in einer wilden Diskussion habe sie eine heftige Panikattacke bekommen, Herzrasen, Angst, in der nächsten Minute an einem Herzinfarkt zu sterben.

Seit dieser Stunde hat Frau Erzbrecher das Haus nicht mehr verlassen. Sie habe sogar überlegt, die Therapie abzubrechen, weil sie sich so vor mir schäme. Alle Erfolge seien irgendwie ausgewischt, sie habe versagt.

Ich versuche, Frau Erzbrecher zu beruhigen, indem ich ihr eine Erklärung anbiete, die sie schon kennt: Durch den Streit war Adrenalin in ihre Blutbahn ausgeschüttet worden, und weil sie das Herzrasen nicht mit dem Streit, nicht mit Adrenalin, sondern mit Lebensgefahr verbunden habe, sei natürlich große Panik ausgebrochen.

Frau Erzbrecher schluchzt weiter, meine verbale Erklärung erreicht sie nicht.

Um sie von ihrer Verzweiflung abzulenken, und auch, um ein wenig Informationen zu erhalten, frage ich, worum denn der Streit gegangen sei. Ganz schlechter Plan: Frau Erzbrecher schluchzt noch mehr, ihre Verzweiflung scheint eher zu wachsen. Von Tränen und Naseputzen unterbrochen erzählt sie.

„Wir streiten gerade eh andauernd!"

„Ah, ja?", sage ich in fragendem Ton. Das lernt man so auf der Therapeutenschule.

„Ja. Er ist so eifersüchtig!"

„Zu Recht?", frage ich vorsichtig. „Stellen Sie denn schlimme Sachen an, seit sie wieder rauskönnen?"

„Überhaupt nicht! Er bildet sich das alles nur ein! Seit ein paar Wochen ist das alle paar Tage ein Thema! Es war viel einfacher, als ich noch die schlimmen Ängste hatte, da war ich sicher zu Hause eingesperrt!"

„Wie bitte?" Ich höre genau hin, irgendwas ist wichtig.

„Sie wissen doch, ich war durch meine Ängste drei Jahre zu Hause eingesperrt. Seit ich mich wieder ein bissl bewegen kann, treffe ich mich mit Freundinnen, wir shoppen, gehen in die Eisdiele – er dreht deswegen fast durch!"

„Aber was können Sie denn in einer Eisdiele Schlimmes tun?", frage ich überrascht.

„Darum geht es nicht ... oder doch ... seine Fantasie läuft Amok ... auch bei der Eisdiele ... er arbeitet Schicht, und in den letzten Wochen war ich ein paar Mal abends mit den Mädels weg, nur hier im Ort – tagsüber ist das schon schlimm für ihn, abends ist es vollkommen unerträglich. Er wirft mir vor, ich sei ein Flittchen, will sich deshalb von mir trennen! Ich soll wohl einfach wieder zu Hause bleiben, so wie früher. Da hatten wir kaum Streit!"

„Wieso traut er Ihnen denn nicht? Ist mal etwas vorgefallen?"

„Nein", Frau Erzbrecher schüttelt den Kopf. „Aber er ist ... seine Eltern stammen aus Ankara ... und dort gehen Frauen wohl nicht ohne ihre Männer aus ... keine macht das ... niemals ..."

„Wie war das denn im ersten Jahr Ihrer Partnerschaft – bevor die Angst kam? Gab es da auch solche Szenen?"

„Ein bisschen – aber da hatte er keine Schichtarbeit, sodass wir meistens zusammen weggegangen sind abends, das war ja dann okay."

„Und wann begann die Schichtarbeit?"

„Etwa zur gleichen Zeit wie meine Ängste ..."

„Wow", sage ich bewundernd. „Ihre Agoraphobie rettet Ihre Beziehung? Hätten Sie damals keine Ängste entwickelt, hätten diese Spannungen also schon vor drei Jahren Ihre Partnerschaft belastet?"

Sie überlegt, nickt. „Ja, das kann sein. Ich glaube, unser wilder Streit damals ging auch um dieses Thema – der, auf den hin ich die erste Panikattacke bekam."

„Und Sie streiten nicht gerne, nehme ich an?"

Sie schnieft, zuckt die Schultern: „Mit den Männern vor ihm habe ich schon immer mal gestritten – aber ihn mag ich mehr als alle anderen. Ich habe Angst, ihn zu verlieren!"

Ich bin beeindruckt von der klugen, wenn auch aufwendigen „Lösung", welche das Unbewusste der Klientin entwickelt hat: Würde sie wegen ihres Partners und seiner kulturellen Wertvorstellungen zu Hause bleiben, würden ihre Freundinnen sie auslachen, und auch sie selbst würde sich dafür verachten.

Schließlich bleibt keine moderne junge Frau in Deutschland wegen des eifersüchtigen Partners daheim. Wenn sie allerdings ein Symptom entwickelt, das dafür zuständig ist, das Haus nicht zu verlassen – dann wird das Gesicht für alle Seiten gewahrt!

Ich biete ihr diese Sichtweise an. Frau Erzbrecher denkt einen Moment lang nach, dann schaut sie mich mit geröteten Augen an: „Dann muss ich entweder für immer die Angst behalten ... oder mich von ihm trennen?"

Das Schluchzen beginnt wieder. Irgendwie bin ich heute nicht so richtig clever.

„Sie könnten ja auch freiwillig zu Hause bleiben, ihm zuliebe – dann bräuchten Sie die Angst nicht mehr?", schlage ich vor. Das Schluchzen wird schlimmer. Super Idee, meine rhetorisch gemeinte Frage ...

Einen Mann aus einer anderen Kultur dazu zu bringen, seine Wertvorstellungen zu verändern – das traue ich mir nicht zu. Weshalb auch, er hat seine, ich habe meine. Es geht ja nicht um besser oder schlechter. Es geht um *passen* oder *nicht passen* zu den Wertvorstellungen der Freundin.

Im Geist versuche ich, während Frau Erzbrecher schluchzt, mich an die paar Männer aus dieser Kultur zu erinnern, die ich getroffen habe. Viele waren es nicht.

Ich denke an zwei türkischstämmige Klienten, für die das Thema „Männlichkeit" sehr relevant war. Einer war unfassbar beunruhigt darüber, dass man ihn für schwul halten könnte, weil seine Lippen seiner Meinung nach „unnatürlich rot" waren. Seine Gedanken kreisten Tag und Nacht um dieses Problem. Zufall?

Männlichkeit ... Männlichkeit ist wichtig ... langsam entwickle ich eine sehr vage Idee.

„Frau Erzbrecher", sage ich, „meinen Sie, dass Sie Ihren Partner mal mitbringen könnten?"

Eine eindrucksvolle Leistung des Unbewussten: In dem Moment, in dem die Beziehung der modernen, selbstbewussten jungen Frau durch die Schichtarbeit und Eifersucht des Partners belastet wird, tritt ein drittes Element auf den Plan, welches für Stabilität sorgt!

Wegen des Partners zu Hause bleiben – das geht gar nicht. Aber wegen einer starken Phobie zu Hause bleiben – das geht, auch ohne Gesichtsverlust.

Eindrucksvoll und elegant, wie die Angst schon vor drei Jahren die Beziehung stabilisiert hat und wie auch jetzt die Angst erneut auftritt, als die Therapie zu gut wirkt und das alte Streitthema wieder auf den Tisch kommt.

Ein Rückfall, der gerade noch rechtzeitig kam, um großem Ärger und entscheidenden Fragen auszuweichen!

Wie ging die Geschichte zu Ende? Die Frage war, ob es für Frau Erzbrecher wirklich nur diese Wahl gab: Die Angst behalten und den geliebten Mann – oder die Angst loswerden, und den Partner womöglich gleich mit.

Ich hatte meiner Klientin am Ende des letzten Gesprächs erklärt, dass ich einen Plan hätte, dieser aber vorsehe, dass ich mich ausschließlich auf ihren Partner konzentrieren würde. Dass der Plan sehr wacklig ist, eigentlich sogar idiotisch, sage ich nicht so deutlich.

Mein Plan basiert ein wenig auf meinen Vorurteilen, schlimm genug. Außerdem basiert er auf der Annahme, dass das Selbstbewusstsein eines eifersüchtigen Mannes nicht gerade riesengroß sein kann. Weiterhin beinhaltet er Manipulation, Mehrdeutigkeit und Bluff. Alles sehr dünnes Eis.

Frau Erzbrecher erscheint zum nächsten Termin mit ihrem Partner, Herrn Doruk. Wesentlicher Bestandteil meines Plans ist, dass Herr Doruk mich und meine Meinung schätzen sollte. Dafür habe ich eine knappe Stunde Zeit. Ich begrüße die beiden freundlich und widme mich in den nächsten 50 Minuten ausschließlich Herrn Doruk.

Dieser sitzt zwar im mir nächsten Stuhl, zeigt sich aber zunächst äußerst reserviert. Die Arme sind verschränkt, seine Stirn ist gerunzelt. Ich bin Therapeut, ich bin Akademiker und ich habe schon einige Stunden Gespräche mit seiner Partnerin geführt, ganz alleine, und wer weiß, worüber.

Ich muss erreichen, dass ihm an meiner Meinung etwas liegt, dass er sie nicht einfach beiseitewischen kann, weil ich fremd für ihn bin und blöd. Ich brauche Fallhöhe ...

Daher lobe ich Herrn Doruk dafür, dass er zum Termin mitgekommen ist. Das sei nicht selbstverständlich, sage ich ihm, viele Männer würden sich so etwas nicht trauen. Was tatsächlich stimmt.

Ich interessiere mich für seine Tätigkeit – er fertigt Elektromotoren für große Haushaltsgeräte. Ich beteuere, dass ich mich mit so etwas, mit Technik, überhaupt nicht auskenne (stimmt) und dass ich schon in der Schule alle Jungs bewundert hätte, die dafür ein Talent haben (na ja ... stimmt nicht *so* sehr).

Ich registriere, wie er langsam seine Körperhaltung verändert. Er öffnet die Arme, lächelt, reagiert offenbar mit Stolz auf meine Anerkennung. Dieser suspekte Psychologe scheint kein so übler Kerl zu sein.

Ich mache mit meiner Taktik weiter, erkundige mich nach seinen Hobbys, ein wenig nach seiner Herkunft und zeige ihm wo immer es geht meine Anerkennung. Was übrigens nicht schwer ist, denn er ist ein angenehmer und sympathischer Mann. Frau Erzbrecher ist ja nicht umsonst in ihn verliebt.

Die Themen Partnerschaft oder gar Eifersucht spare ich aus. Schließlich sind noch knapp 15 Minuten übrig, und ich lasse mich ein wenig in meinen Sessel sinken, schaue ihn nachdenklich an. Ab jetzt wird es eng werden.

„Herr Doruk, ich freue mich sehr, dass ich Sie heute kennenlernen kann. Frau Erzbrecher hat mir erzählt, wie verliebt sie nach vier Jahren immer noch ist. Nach unserem Gespräch kann ich das sehr gut verstehen."

Er lächelt, freut sich. Ich komme mir vor wie ein Schuft, wie ein Attentäter mit dem Dolch im Gewand – denn wenn ich auch nicht lüge, ich arbeite noch immer an der Fallhöhe. In wenigen Minuten werde ich oben auf einem metaphorischen Turm mit ihm stehen, ihn über das Geländer halten und in den Abgrund schauen lassen – und dann ein Rettungsseil zuwerfen, von dem ich hoffe, dass er es ergreift.

Ich schaue zu Frau Erzbrecher, mache auch ihr ein Kompliment. Es ist indirekt für seine Ohren bestimmt.

„Sie haben sich wirklich einen besonderen Partner ausgesucht, Frau Erzbrecher. Ich kann gut verstehen, was Sie in ihm sehen – und heute habe ich ihn ja nur ein kleines bisschen kennengelernt."

Fallhöhe. Meine Damen und Herren, der Flieger hat nun seine maximale Flughöhe erreicht, denke ich. Ich konzentriere mich und schaue Herrn Doruk in die Augen.

„Wissen Sie ... Herr Doruk ... ich bin auch froh, dass wir uns kennengelernt haben, weil ich aus den Gesprächen mit Ihrer Partnerin eine ganz andere Vorstellung von Ihrem Charakter entwickelt hatte ..."

Er hebt die Augenbrauen, ist noch entspannt.

„Inwiefern? Welchen anderen Eindruck?"

„Nun ... wie soll ich sagen ... aus den Erzählungen von Frau Erzbrecher hatte ich den Eindruck gewonnen, Sie hätten ...", ich zögere bewusst, Herr Doruk ist zu 100 Prozent aufmerksam, meine nächsten Worte begleite ich mit einer Geste: „... nur ein soooooo kleines ... Selbstwertgefühl."

Mit Daumen und Zeigefinger meiner rechten Hand zeige ich etwas, was höchstens drei oder vier Zentimeter groß sein kann. Durch die kurze Pause vor dem Wort „Selbstwertgefühl" sollte kurz unklar bleiben, was an ihm denn soooooo klein sein könnte ...

Er schnappt nach Luft, starrt auf die Hand, mit der ich drei oder vier Zentimeter zeige ...

„Was? Wieso? Was hat sie denn erzählt?!" Herr Doruk schaut von den beiden Fingern auf Frau Erzbrecher, dann wieder auf mich. Aus dem Augenwinkel sehe ich, wie Frau Erzbrecher die Luft anhält.

„Ach wissen Sie, Herr Doruk", ich zucke mit den Schultern und nehme die Hand runter, „es ist nicht weiter wichtig, weil ich ja jetzt gemerkt habe, dass Sie ein Mann mit einem wirklich großen ... Selbstwertgefühl sind."

Ich nicke freundlich und anerkennend, signalisiere, man könne das ja auf sich beruhen lassen. Er beharrt, wirkt aufgeregt und beunruhigt.

„Wieso? Was soll denn sein mit meinem ... was hat sie denn erzählt?"

„Es ist nichts – jetzt, wo ich Sie kennengelernt habe, merke ich ja, dass das Ganze nur ein Missverständnis ist."

Ich lasse es mir aus der Nase ziehen.

„Nun sagen Sie doch schon!"

„Also ... als wir in der letzten Stunde über ihre Situation sprachen, Frau Erzbrecher und ich ... über die Angst ... da erzählte sie mir auch, Sie hätten total Stress bei dem Gedanken, dass sie manchmal abends alleine ausgehen würde, vor allem, wenn Sie Spätschicht hätten ..."

Seine Augen werden groß, ich fahre rasch fort, bevor er es bestätigen kann. Er soll ja keinen direkten Gesichtsverlust haben.

„Für mich hatte sich das so angehört, als wären Sie eifersüchtig ... als hätten Sie kein Vertrauen in Ihre Freundin ... und wissen Sie, Eifersucht und fehlendes Vertrauen zeigt ja immer auf Männer mit einem sooooooo kleinen ... Selbstbewusstsein." Ich mache erneut die Geste, um zu zeigen, was ich mit „sooooooo klein" meine.

Dann lehne ich mich zurück, lächle ihn weiter freundlich an. Ich sehe, wie er nach Worten sucht, ahne, dass er vermutlich auch eine Position zu diesem Thema sucht. Wenn *sie* schon wählen muss zwischen Angst und Partnerschaft, denke ich, dann muss *er* jetzt halt wählen zwischen Eifersucht und Selbstbewusstsein.

Da er noch immer nach Worten sucht, helfe ich ihm.

„Sie brauchen gar nichts dazu zu sagen, Herr Doruk. Wie ich schon sagte: Nach unserem heutigen Gespräch ist mir ganz klar geworden, dass Sie nicht nur sehr sympathisch sind, sondern dass Sie auch ein Mann sind, dessen Selbstbewusstsein *groß* genug ist, dass er *souverän* mit einer solchen Situation umgehen kann. Sie würden bestimmt niemals ihre Freundin wegen Ihrer eigenen Unsicherheit einschränken."

Ich betone die Worte sympathisch, groß, souverän. Bei „sehr sympathisch" lächle ich in Frau Erzbrechers Richtung und schaue sie zum ersten Mal seit zehn Minuten direkt an. Sie scheint noch immer die Luft anzuhalten.

Ich wechsle das Thema. Vielleicht ist es ja besser, wenn erst mal keiner mehr etwas zu diesen Gedanken sagt. Außerdem ist die Stunde um.

„Wirklich ein schönes Paar!", sage ich deshalb anerkennend und schaue abwechselnd beide an. Ich bin froh, dass ich an dieser Stelle nicht mehr taktisch tricksen muss, sondern dass ich das wirklich auch so empfinde. Wir verabschieden uns freundlich, beide verlassen die Praxis schweigend.

Die weitere Angsttherapie mit Frau Erzbrecher läuft gut. Sie knüpft bald wieder an ihre ersten Erfolge an, geht gelegentlich auch abends mal aus, manchmal ohne Herrn Doruk, oft auch mit ihm gemeinsam.

In unserem Abschlussgespräch kommen wir noch einmal auf dieses Gespräch zu dritt zurück. Frau Erzbrecher erzählt, dass er tatsächlich wie verwandelt sei, was das Thema Eifersucht angeht.

Sie hat trotzdem noch ein paar Fragen dazu.

„Wie konnten Sie sicher sein, dass das klappt?"

„Gar nicht, es war Risiko. Er hätte mir auch an die Kehle gehen oder es rational über seine kulturelle Tradition erklären können – dann wäre ich ziemlich aufgeschmissen gewesen."

„Hm. Und dass Sie ihm eine Stunde lang Honig um den Bart geschmiert haben – war das nur Taktik?"

„Gute Frage. Ich hatte mir diese Taktik vorgenommen, weil er mich erst anerkennen musste, damit ich das Thema bringen konnte. Aber als ich ihn kennengelernt habe, im Gespräch, war es auch nicht schwer – ich finde ihn tatsächlich sehr sympathisch."

„Trotzdem erstaunlich, dass das funktioniert hat!", sagt sie, und es klingt zur Hälfte noch immer wie eine Frage und keine Feststellung.

Ich überlege selbst noch einmal ernsthaft.

„Vielleicht hat es ja funktioniert, weil alles gestimmt hat: Ich *konnte* ihn gut leiden, sodass es kein Trick war. Eifersucht *ist* meines Erachtens ein Zeichen von mickrigem Selbstwertgefühl. Und vielleicht ist ja der wichtigste Punkt der, dass diese Möglichkeit zu wachsen, souveräner zu werden, *sowieso schon* in ihm vorhanden war?"

Rent a friend

Herr Vogel schaut sich im ganzen Sprechzimmer sorgfältig um, bevor er einen Platz auswählt. Vorsichtig setzt er sich und ordnet einen Stapel Papiere. Dann blickt er auf.

„Sie sind mein fünfter Therapeut", sagt er einleitend.

Hoppla, denke ich, so rasch wurde ich noch nie aufgefressen! Dann wundere ich mich, woher dieses extreme Bild denn nach nur einem Satz kommen mag und ob es etwas über mich sagt oder über ihn.

Gleichzeitig höre ich mich mit betont sachlicher Stimme erläutern, dass das heute ja nur ein Erstgespräch sei und man abwarten müsse, ob wir uns als Personen und auch über die Ziele einer Therapie verständigen können. Davon hänge es ab, ob ich sein Therapeut werden würde.

Herr Vogel nickt routiniert. Klar, wenn ich sein fünfter Therapeut werden soll, hatte er im Laufe seines Lebens schon mindestens vier andere Erstgespräche – er kennt sich aus. Vier Therapeuten – kein schlechter Schnitt, er ist gerade 36 Jahre alt. Während ich rechne, belehrt er mich selbstsicher.

„Wenn Sie mein Problem erst kennen, werden Sie einsehen, dass Sie sich um mich kümmern müssen."

Auffressen, Krake, klammern – was habe ich heute nur für Assoziationen?

Es fühlt sich so an, als würde er mir die offensichtliche nächste Frage, welches sein Problem denn sei, aufdrängen. Ich stelle sie absichtlich nicht, um die Regie über den Ablauf der Ereignisse zurückzubekommen.

„Erzählen Sie doch mal von den bisherigen Therapien, bitte."

Herr Vogel lehnt sich zurück. Es folgen 20 Minuten, in denen er sich kaum unterbrechen lässt. Er schildert die Ahnengalerie meiner Vorgänger in epischer Breite.

Spannend: Ich hatte ja nach den Therapien gefragt, nicht nach den Therapeuten. Jedoch verrät er in keinem Fall, ob oder wie gut denn die jeweilige Therapie war oder welche Hilfe er bekommen hat. Stattdessen liefert Herr Vogel jeweils eine Art Persönlichkeitsprofil, angereichert mit Informationen über die Art des Kontakts:

„Herr A war immer sehr freundlich und geduldig mit mir ... er hat mich auch oft gelobt ... der Abschied von ihm ist mir sehr schwergefallen ... Frau B war viel kühler, richtig unpersönlich ... sie hat sich auch für die Karten, die ich ihr zu Weihnachten geschrieben habe, nicht bedankt, so was gehört sich doch nicht ... Mit Frau C habe ich mich sehr viel über ihre Kinder und Enkel unterhalten – sie hatte, glaube ich, mehr Sorgen als ich ... Herr D wollte mich loswerden – er hat nach der 60. Stunde eine Therapieverlängerung abgelehnt, obwohl ich mich bei meiner Kasse erkundigt hatte: Er *hätte* noch mal einen Antrag stellen können ... das war eine schwere menschliche Enttäuschung ..."

So klingt die Schilderung, mit vielen weiteren kunterbunten Details über meine Kolleginnen und Kollegen, aber ohne eine einzige Bemerkung über die Therapien. Weder über die Inhalte noch über den Nutzen.

Meine inneren Bilder wechseln: Erst zieht mich der Krake unter Wasser, dann sehe ich uns beide runzlig und mit grauen Haaren in meiner Praxis sitzen, überall Spinnweben – dabei haben wir das Jahr 2005 und ich bin im Augenblick 44 Jahre alt.

Krass. Solche Bilder habe ich sonst nicht. Aber sonst erzählen die Leute auch über ihr Problem und nicht über ihre

Therapeuten, denke ich. Ich schiele zur Uhr – die Hälfte der Zeit ist schon um. Es wird nun doch Zeit, zu erfahren, was ihn herführt. Ich formuliere die Frage bewusst sorgfältig.

„Bei welchem Ziel möchten Sie denn gerne unterstützt werden?"

Herr Vogel verlässt seinen Erzählermodus, in dem er sich behaglich zurückgelehnt hatte, und neigt sich nach vorn. Vertraulich flüstert mir mein Klient in spe zu:

„Ich habe Schwierigkeiten mit einer Zahl."

„Ah, ja?" – mein allerbester Reden-Sie-weiter-und-machen-Sie-es-nicht-so-spannend-Tonfall.

„Ja."

Er nickt und schaut sich tatsächlich im Zimmer um. Dann kommt die Enthüllung.

„Es ist die 13!"

„Na, damit sind Sie nicht gerade alleine", rutscht es mir heraus. Nach all seinen bedeutungsvollen Vorreden ist er jetzt einfach abergläubisch?

„Was?"

Er schaut erschrocken. Ich erläutere, dass die 13, so wie der Schornsteinfeger, so wie die schwarze Katze, bei manchen Menschen ...

„Ich bin nicht abergläubisch!", unterbricht er mich unzufrieden. Ich warte ab.

„Ich habe einfach irgendwann angefangen, vorsichtig zu sein. Es ist schon lange her, aber die Zahl 13 ... sie hat etwas Beunruhigendes, und ich möchte nichts riskieren."

Schräger Vogel, der Herr Vogel, denke ich und betrachte ihn insgesamt. Cordhosen, Flanellhemd. Er wirkt ein wenig ungepflegt, die Haare sehen selbst geschnitten aus, die Fingernägel könnten sauberer sein. Mir fällt ein, dass wir noch nicht über seinen Beruf und sein Leben gesprochen haben, doch Herr Vogel vertieft seine Erklärungen – vermutlich, weil ich nicht reagiert habe.

„Um mich zu schützen, habe ich beschlossen, dass ich morgens nicht mehr um 7:13 Uhr aufstehe und auch nicht um 8:13 Uhr das Haus verlasse."

Bisher hatte ich erst wenige Klienten mit einer Zwangsstörung, daher sage ich unbeschwert:

„Bleiben zum Glück ja noch 59 Minuten übrig."

Anfängerfehler. Herr Vogel schaut mich prompt ein wenig enttäuscht an.

„Natürlich gehen auch 7:26 Uhr nicht und 7:39 Uhr. Und 7:17 Uhr oder 7:47 Uhr fallen weg ..."

Ich muss blöd geguckt haben in dem Moment ...

„... denn das sind ja zweimal oder dreimal 13, beziehungsweise 13 Minuten vor halb acht oder 13 Minuten vor 8 Uhr ..."

Autsch.

Wie sich herausstellt, hat Herr Vogel in jeder Stunde nur insgesamt vier Minuten übrig, in denen er aufstehen, die Kaffeemaschine anschalten, die Kühlschranktür öffnen, den ersten Schluck Kaffee trinken, das Haus verlassen oder aus der Garage fahren darf. Auch das Ausschalten des Motors, wenn er vor der Arbeit einen Parkplatz gefunden hat, darf nur zu einer dieser „ungefährlichen" Uhrzeiten stattfinden.

Es ist auch nicht nur die Uhrzeit, denn man kann nicht wachsam genug sein: Herr Vogel fährt einen komplizierten Weg zur Arbeit, der vorwiegend daran ausgerichtet ist, an keinem Haus mit der Nummer 13 vorbeizukommen. Beim Fahren schaut er sehr konzentriert nach vorn, auf keinen Fall jedoch nach unten auf die Nummernschilder.

Sollte er trotzdem irgendwo auf einem Lkw oder auf einem Plakat die Zahl 13 (oder 26 ... 39 ... 52 ...) erblicken, gibt es Großalarm. Um Gefahren abzuwehren, muss er sofort wenden, zurück nach Hause in die Garage fahren, reingehen, sich auszuziehen und wieder ins Bett legen – um dann zu einer ungefährlichen Minute von vorn zu beginnen.

Okay. Abergläubisch geht anders. Das hier ist wirklich kreativ und konsequent. Ich lerne nach Herrn Vogel noch viele weitere Menschen mit verschiedenen Zwangsstörungen kennen. Während sie für viele Kollegen als „nahezu psychotisch" gelten, also an der Grenze zum Wahn, erlebe ich sie immer als logisch und konsequent. Ich finde ihr Denken nicht verrückt – vielleicht, weil ich Logik schätze und selbst ein bisschen zwanghaft bin ...

Ich versuche, herauszufinden, was meine Vorgänger A bis D unternommen haben, um sein Problem zu lösen. Es ist schwierig, hier andere Informationen zu erhalten als die oben geschilderten Beziehungsbilder.

Insgesamt hat man sich beim einen wohl über die Kindheit unterhalten, beim anderen über die Gegenwart – bei den meisten konnte Herr Vogel in den Sitzungen davon berichten, wie seine letzte Woche gewesen war, wie viele Begegnungen er mit der 13 hatte – seine Schilderungen bleiben vage, richtig konkret wird er nicht, die Inhalte scheinen weniger stark im Gedächtnis geblieben zu sein als die Begegnungen an sich.

Die Zeit ist zu Ende, ich habe heute fast nur zugehört.

„Herr Vogel, unsere Zeit ist für heute um. Ich bin ehrlich gesagt noch nicht sicher, ob ich Ihnen eine Psychotherapie anbieten werde. Meine Therapieform passt vielleicht nicht zu Ihren Erwartungen. Um das zu klären, benötigen wir ein zweites Vorgespräch – wenn Sie möchten."

Herr Vogel zeigt sich vollkommen entsetzt, aber ich bringe ihn ohne weitere Erklärungen zur Tür. Vorher vereinbaren wir einen Termin in der folgenden Woche. Als sich die Tür hinter ihm schließt, atme ich durch. Das war ein anstrengendes Gespräch für mich. Ich überlege, weshalb.

Ich konnte ihn kaum unterbrechen. Er hat monologisiert, war ausufernd, hat ständig Informationen gegeben, die vollkommen irrelevant sind – „Das war an einem Dienstag ... ach nein, es war doch an einem Mittwoch, ich war ja vorher beim Einkaufen ..." – ein Klient, der nicht auf das Thema fokussiert bleibt, ist für mich ein anstrengender Klient.

Dazu war ja noch über das Thema selbst, jedenfalls über sein Symptom mit der 13, nur sehr wenig zu erfahren. Auch das strengt mich tendenziell eher an: Wenn ich für jede halbwegs relevante Information erst dreimal nachfragen muss.

Herr Vogel klingelt pünktlich (4 Minuten vor der Stunde ...) an meiner Tür. Wir beginnen das Gespräch genau zur vollen Stunde – ich will ihn ja nicht ärgern. Er möchte nun dringend wissen, weshalb ich nicht sicher bin, ob wir „zusammen Therapie machen" würden.

Er selbst möchte unbedingt, denn: „Ich finde Sie schon jetzt recht sympathisch!"

Relativ schmeichelhaft, aber nicht der einzige Aspekt, der eine Rolle spielt. Ich wechsle erst einmal das Thema und bitte ihn, etwas über sich zu erzählen.

Herr Vogel hat eine Lehre gemacht als Maler und Tapezierer. Er hat etwas über zehn Jahre in diesem Beruf gearbeitet und den Job verloren, weil er sich nicht mehr mit allen Leuten vertragen habe. Heute arbeitet er nach zwei

Jahren Arbeitslosigkeit in einem Lager, er kommissioniert Ware. Das ist eindeutig kein Aufstieg.

Sein Vater ist ebenfalls Maler, Malermeister. Die Mutter arbeitet als Sekretärin. Herr Vogel hat keine Geschwister, er wohnt alleine in einer Zweizimmerwohnung. Er hatte zweimal eine kurze Beziehung zu einer Frau, beide Male dauerte sie ein knappes halbes Jahr.

Ich frage vorsichtig nach den Gründen des Scheiterns.

„Die konnten mir beide nicht so gut zuhören. Jedenfalls lange nicht so gut wie meine Therapeuten."

Ach du liebe Zeit. Was für ein Kriterium. Ich begreife immer mehr, weshalb die Schilderungen meiner Vorgänger so persönlich waren, und frage nach dem Freundeskreis, nach seinen Hobbys. Herr Vogel ging mal gerne zum Bogenschießen, das hat er aber einschlafen lassen. Richtige Freunde habe er eigentlich nicht.

Keine Freunde, keine Freundin, keine Hobbys. Außer „zusammen Therapie machen". In Amerika sagt man ja über unseren Beruf „rent a friend", miete einen Freund.

Ich möchte noch wissen, ob sein Symptom von Anfang an, in allen Therapien, die Angst vor der 13 war. Er verneint, weicht aber ansonsten aus.

„Es gab schon verschiedene Probleme in meinem Leben."

Ich erfahre ansatzweise, dass er wohl vom 19. bis zum 22. Lebensjahr mit Kollege A über seine Eltern gesprochen hatte, zwei Jahre später mit Kollegin B über die damalige Freundin und seine Arbeitsstelle. Mit 27 hat Herr Vogel mit Kollege C über seine Einsamkeit gesprochen und später über die Probleme mit der zweiten Freundin.

Symptome erfahre ich hier nie, nur „worüber wir gesprochen haben".

Schließlich trat vor etwa vier Jahren das Problem mit der 13 in sein Leben, und er hatte Kollege D aufgesucht, der aber schon nach 60 Stunden nicht mehr mit ihm darüber reden wollte ...

Nun gut, die Hälfte der zweiten Stunde ist um, ich habe eine Hypothese, und ich muss ein paar Dinge mit ihm klären.

„Also, Herr Vogel. Sie haben mir jetzt eine gute Schilderung Ihrer Situation geliefert. Vielen Dank dafür. Ich möchte Ihnen nun umgekehrt erzählen, weshalb ich denke, dass es mit unserer Zusammenarbeit schwierig werden könnte. Außerdem möchte ich Ihnen schildern, wie eine mögliche Therapie dieses Problems aussehen würde. In Ordnung?"

Natürlich.

„Fein. Herr Vogel, ich habe viel über Ihre anderen Therapeuten gehört. Daher muss ich Sie jetzt erst einmal aufklären, dass bei mir eine Regel gilt, die ich niemals breche. Bei mir werden von der Krankenkasse 25 Gespräche beantragt. Diese können wir uns frei einteilen, anfangs oft wöchentlich, später auch seltener. Aber es gibt bei mir nie mehr als diese maximal 25 Gespräche. Danach ist Schluss. Keine Ausnahme."

Das stimmt so nicht. Ich mache Ausnahmen, wenn auch selten. Doch dies ist meine Botschaft an den Kraken in ihm.

Zum Therapeuten darf man gehen, wenn man ein Symptom vorzeigen kann. Das Symptom dient quasi als Eintrittskarte zur Therapie, als Zutritt zu regelmäßigen Gesprächen über Themen, die einen gerade beschäftigen.

Meine Hypothese ist, dass Herr Vogel irgendwann die Gespräche mit Freunden ersetzt hat durch Gespräche mit Therapeuten. Ein armer Kerl. Ich vermute, dass das Unbewusste meinem Klienten alle Jahre wieder ein Symptom schenkt, damit er einen Therapeuten-Freund aufsuchen kann.

Wenn diese Vermutung stimmt, kann das Symptom nicht verschwinden, sonst verliert Herr Vogel seinen neuen Freund. Es sei denn, unsere Therapiedauer ist sowieso begrenzt.

„Das ist ja hart!", sagt mein Klient in spe schließlich zu meiner Regel. Ich nicke.

„Ja, es ist hart. Deshalb sollten Sie sich gut überlegen, ob Sie sich auf so etwas einlassen möchten."

Diesmal nickt Herr Vogel, nachdenklich, beunruhigt. Ich wechsle vom formalen und persönlichen zum inhaltlichen Aspekt. Eigentlich zu den beiden inhaltlichen Aspekten, über die ich mir Gedanken gemacht habe.

„Herr Vogel, in einigen Minuten will ich Ihnen beschreiben, was wir gegen Ihre Gewohnheit mit der Zahl 13 unternehmen können. Da gibt es eine gute Methode, die Ihnen vermutlich recht rasch helfen wird. Sobald wir das mit der 13 gelöst haben, würde ich mich gerne für die restlichen Therapiestunden einem anderen Thema zuwenden, das Sie mir nicht direkt als Problem genannt haben."

Er schaut mich überrascht an: Ich nehme ihm ein Problem weg, aber rüste ihn mit einem anderen aus?

„Es gibt kluge Menschen, die meinen, dass Einsamkeit zu Pathologie führt, zu Problemen wie mit der Zahl 13. Vorhin habe ich gehört, dass Sie keine Freunde haben und mit niemandem reden außer mit netten Therapeuten. Ich würde deshalb gerne, nachdem wir das Problem mit der 13 gelöst haben, die übrige Zeit gemeinsam mit Ihnen daran arbeiten, wie Sie sich einen Freundeskreis aufbauen können. Wäre das okay?"

Ich habe den Eindruck, dass er nicht vollständig versteht. Auf jeden Fall versteht er, dass wir jetzt an zwei Problemen arbeiten können und dass unsere Gespräche nicht beendet sind, wenn sein Zwangssymptom beendet ist.

„Damit Sie das Gesamtpaket beurteilen können, das ich Ihnen anbiete, möchte ich Ihnen nun also schildern, was wir gegen die 13 unternehmen können. Einverstanden?"

Herr Vogel nickt, und ich erkläre ihm die Grundgedanken der Verhaltenstherapie, speziell der Reizkonfrontation. Jemand, der Angst vor Spinnen hat, muss sich mit Spinnen konfrontieren. Er muss diese erst sehen, dann anfassen, erst kleine, dann größere Spinnen. Jemand, der Angst vor dem Aufzugfahren hat, muss Aufzug fahren. Erst mit mir gemeinsam, dann alleine. Er sollte sich möglichst in verschiedenen Aufzügen damit konfrontieren.

Mein Klient hört aufmerksam zu, ich erkläre sehr langsam. Ich spreche ausführlich über das Problem mit den Aufzügen. Ich erläutere, dass man, solange man nicht in den Aufzug hineingeht, nicht die Chance hat zu erleben, dass einem dort drin nichts passiert.

Die ganze Zeit sage ich, absichtlich, kein einziges Wort über die Zahl 13. Er soll selbst nachdenken, er soll die Verbindung finden. Außerdem widerspricht man bestimmten Aussagen nicht so leicht, wenn sie vermeintlich andere betreffen. Am Ende leite ich über.

„Das Gute ist, Herr Vogel, all die Menschen, die Angst vor einem Aufzug haben, wissen, dass ihnen dort drin nichts passiert. Auch die Leute, die vor Spinnen Angst haben, wissen, dass das in Europa ziemlicher Unsinn ist. Aber das Wissen allein genügt nicht – man muss auch *erleben*, dass nichts passiert. Erst wenn man *das* tut, ist der Spuk vorbei."

Ich mache eine Kunstpause, merke, dass er Verbindungen zieht. Sein Blick ist nach innen gerichtet. Er analysiert die Logik des Vorgehens und versucht, die Übertragung auf seine eigene Situation zu vollziehen. Als ich sehe, dass seine Augen mich wieder wahrnehmen, nicke ich ihm zu und führe ihn die letzten Schritte.

„Das mit dem Wissen gilt für Sie auch, oder? Sie wissen selbst, irgendwo tief drin, dass Ihre große Vorsicht mit der Zahl 13 eigentlich totaler Quatsch ist, oder? Um *das* zu verstehen, brauchen Sie keinen Psychotherapeuten, richtig?"

Er bewegt den Kopf unwillkürlich ein paar Millimeter hinauf und hinunter. Herr Vogel hat nicht bewusst zugestimmt, sein Unbewusstes hat zugestimmt. Ich hole tief Luft und beuge mich vor.

„Wenn Sie das wissen, tief drin, lieber Herr Vogel – dann wissen Sie nach meinen Erklärungen über die Angst vor Aufzügen und vor Spinnen auch, was die Therapie für die Angst vor einer Zahl ist."

Herr Vogel ist gut eine Minute still, dann sagt er leise: „Meinen Sie ... ich sollte ..."

Ich nicke. „Ja, das meine ich. Sie sollten ..."

„Puh!", seufzt er und holt jetzt selbst tief Luft.

„13 vor 7 Uhr aufstehen?"

Ich nicke.

„13 nach 8 aus dem Haus gehen?"

Ich nicke. Er hat es verstanden. Er zählt weitere Stationen auf.

„Während der Fahrt *extra* auf alle Nummernschilder schauen? Und *bewusst* durch die Straßen fahren, wo es Häuser mit der Nummer 13 gibt?"

„Ganz genau. Das ist der erste Teil der Therapie. Sie geben der 13 keine Macht mehr. Wenn das geschafft ist, reden wir über Ihr Leben und vor allem über Ihre sozialen Kontakte. Insgesamt maximal 25 Termine. Das ist mein Angebot."

„Da muss ich in Ruhe drüber nachdenken. Ich rufe Sie an, okay?"

Wir vereinbaren, dass er innerhalb eines Monats anrufen soll. So lange halte ich Termine für ihn frei. In der Tür dreht er sich um, er hat noch eine Frage.

„Können wir diese Aktion gegen die 13 vielleicht ab der 14. Stunde machen?"

Ich bin perplex und muss zugleich lachen.

„Nee! Lieber nicht! Ich würde dieses ungewöhnliche Problem gern aus dem Weg haben, wenn es darum geht, dass Sie sich mit Leuten treffen. Ich glaube, das ist auch für Sie besser."

Herr Vogel ruft nach 4 Tagen an und vereinbart den nächsten Termin. Tatsächlich ist er verglichen mit vielen anderen Zwangs- und Angstpatienten sehr zielstrebig, er ist mutig. Wir besprechen den Ablauf von „Doomsday", wie er den Tag des Untergangs nennt, möglichst genau. Nachdem wir den Tag mit einer Menge absichtlicher „Dreizehnen" vollgepackt haben, marschiert Herr Vogel aus meiner Praxis.

„Geschafft", meint er knapp, als er nach einer Woche wieder auf dem Sofa Platz nimmt. „Die 13 ist Geschichte."

Ich bin verblüfft und beeindruckt. Innerlich schüttle ich den Kopf: *Never judge a book by its cover!* Herr Vogel hatte anfangs einen solch unbedarften Eindruck auf mich gemacht, und nun geht er das Problem mit so viel Energie und Entschlossenheit an!

Wir feiern seinen Erfolg gebührend. Er hat am „Doomsday" großen Stress erlebt und dennoch schon abends etwas

Erleichterung verspürt. Der zweite Tag verlief schon besser, am dritten machte er die Übungen nach seinem Eindruck nur noch „pro forma und um sicherzugehen". Das Gute bei zwanghaft veranlagten Menschen ist: Wenn man mit Ihnen etwas vereinbart, setzen sie es auch ordentlich um ...

Wir haben noch gut 20 Termine übrig. Diese widmen wir dem Thema „Freunde finden". Wir besprechen alle denkbaren Aspekte, ich lasse auch die Themen saubere Fingernägel und Haarschnitt vom Friseur nicht aus. Wir reden darüber, wie schick Cordhosen und Flanellhemden sind. Herr Vogel bekommt Rechercheaufträge, welche Kleidung männliche Helden in deutschen Filmen tragen. Da er seit Jahren kaum ausgegangen war und keine Hobbys hatte, hat er recht viel Geld übrig, um seinen Kleiderschrank zu optimieren.

Parallel dazu überlegen wir, wie er das Bogenschießen wieder aufleben lassen könnte, und versuchen, ein zweites Hobby zu finden, für den Winter. Es wird Judo.

In den nächsten Terminen üben wir Dialoge. Wir finden heraus, dass es kein Dialog ist, wenn nur einer von beiden über sich erzählt, und erkennen, dass man Fragen stellen kann, damit es beidseitig wird.

„Stellen Sie sich vor, ich erzähle Ihnen, ich habe einen Goldfisch. Bitte fragen Sie mindestens sieben verschiedene Dinge über diesen Goldfisch!"

Tilt! Systemversagen. Anfangs kommt keine einzige Frage.

Wir üben. Als ich an einem anderen Tag sage, ich hätte einen Hamster, fallen ihm sieben Fragen ein.

„Wie heißt er? Männchen oder Weibchen? Was frisst er? Hat er ein Rad? Darf er raus? Geht er dann an der Leine? Warum gerade einen Hamster?"

Herr Vogel sprudelt, ich muss lachen, am Ende lachen wir beide und ihm fallen noch viele weitere Fragen zu meinem fiktiven Hamster ein.

Jetzt habe er die „Grundausrüstung für menschlichen Kontakt", meint er am Ende einer Stunde. Ordentliche Klamotten und ein paar Ideen zum Führen von Gesprächen, wenn er Leute kennenlernt.

Als wir über „Frauen kennenlernen" sprechen und die Stunde um ist, dreht er sich in der Tür noch mal um und fragt mit großen, beunruhigten Kulleraugen: „Aber was mache ich, wenn sie gar keinen Hamster hat?"

Ich erschrecke zu Tode, weil ich denke, er hat das mit dem Hamster wörtlich genommen. Erst als er laut loslacht, merke ich, dass er mich auf den Arm genommen hat.

„Sie halten mich ja noch immer für blöd!", prustet er, als er die Praxis verlässt. Ich stehe da, schüttle den Kopf, grinse. Voll erwischt hat er mich, und Humor hat er, freue ich mich.

Nach 25 Terminen hat er noch keine Freunde, aber recht stabilen Anschluss zu verschiedenen Leuten. Er hat auch noch keine Freundin, spricht aber mit Frauen, hat Verabredungen. Die 13 ist immer noch „Geschichte". Wir verabschieden uns.

Herr Vogel taucht 4 Jahre später noch einmal auf. Er sieht nicht gut aus, wenn auch gepflegter als beim ersten Mal. Sein Blick ist traurig. Ich frage, was los ist.

„Diesmal ist es der Essig", gesteht er, fast flüsternd.

Ich verstehe kein Wort. „Essig?"

Er nickt. Vor etwas mehr als fünf Monaten habe er große Angst vor Essig entwickelt. Und Essig könne überall drin sein ... nicht nur im Salat, nicht nur im Reinigungsmittel. Ich schaue mir seine Haare an: Sie glänzen nicht, wirken pappig. Es sieht so aus, als könne Essig auch im Shampoo sein.

Warum um alles in der Welt *Essig?*

Herr Vogel hat in der Bibel gelesen. Das mache er manchmal. Da gibt es ja den Moment, in dem Jesus gekreuzigt wurde. Als er schon am Kreuz hing, habe er großen Durst bekommen und zu trinken verlangt. Der Soldat habe ihm mithilfe einer Lanze einen Schwamm voll Essig vor den Mund gehalten. Diese Szene hat Herrn Vogel nicht mehr losgelassen – und einen Tag nach der Lektüre sei er aufgewacht und habe gedacht, es sei wohl sicherer, keinen Kontakt mit Essig zu haben.

O Mann. Ich fühle mich hilflos und geschwächt. Geht das wirklich wieder von vorne los? Nur langsam fällt mir der Zusammenhang von damals wieder ein: Das Symptom als Eintrittskarte, der Therapeut als Ersatzfreund und so weiter. Ich runzle die Stirn und schaue ihn prüfend an.

„Sagen Sie mal, Herr Vogel – was machen eigentlich Bogenschießen und Judo? Wie lief denn Ihr Leben, seit wir uns zuletzt begegnet sind?"

Wie sich herausstellt, hat er sich durch die Hobbys einen kleinen Bekanntenkreis aufgebaut. Das habe ihm gutgetan, und schließlich hat er nach zwei Jahren auch eine Freundin gefunden. Diese Beziehung sei jedoch sehr schwierig gewesen. Nach gut einem Jahr habe die Frau sie dann beendet.

Die Trennung hat ihn sehr deprimiert, und weil er in so schlechter Stimmung war, hat er sich beim Bogenschießen und Judo nicht mehr blicken lassen.

Ich seufze.

„Lieber Herr Vogel, es tut mir sehr leid, dass es mit dieser Frau nicht geklappt hat. Wissen Sie noch, dass ich mal gesagt habe, einsame Menschen kämen eher auf komische Gedanken als solche, die ein paar Freunde zum Reden haben?"

Er nickt ein trauriges Nicken, ich schneide eine Grimasse.

„Herr Vogel, zum Thema Essig biete ich Ihnen eine Therapie an, die aus genau einem Satz besteht. Zu diesem Satz kommen wir gleich. Aber zum Thema soziale Kontakte würde ich Ihnen gerne bis zu fünf weitere Termine anbieten – auch wenn ich nicht glaube, dass Sie die unbedingt alle brauchen."

Er blickt mich verwundert an, versteht mich vermutlich nicht richtig.

„Es wird bestimmt gleich klarer, wenn ich Ihnen sage, was ich zum Thema Essig denke. Danach können wir uns auch heute schon dem anderen Thema zuwenden. Ist das okay?"

Er nickt, wartet, passiv, mutlos. Ich beuge mich vor, spreche langsam und bedeutungsvoll.

„Wissen Sie noch, welches Grundprinzip Ihnen bei der Sache mit der 13 geholfen hat?"

Herr Vogel nickt. Ich schaue ihm in die Augen, sage nichts mehr, warte ab. Er wartet offenbar auch ab, aber ich habe ihm gesagt, es gibt zum Essig nur einen einzigen Satz. Als ihm das einfällt, ändert sich langsam sein Blick. Er versteht.

„Sie meinen ...?"

Ja, ich meine. Auch diesmal. Nachdem er nun verstanden hat, was ich meine, bitte ich Herrn Vogel, mir die Essig-Therapie zu schildern.

„Ich muss wohl Essig kaufen", sagt er. „Viel Essig."

Ich nicke, ermuntere ihn zum Weitersprechen. Er zählt auf – langsam entwickelt er Ideen.

„Am besten wäre wohl, ich würde ... ein Essigbad nehmen? Ich sollte bestimmt auch ein paar Spritzer Essig in die Waschmaschine tun. Mein Geschirr könnte ich mit etwas Essig spülen? Vielleicht sollte ich mich auch ein paar Tage lang mit Essig einreiben – eventuell mit einem Schwamm?"

Mit einem Schwamm. Der Soldat, die Lanze, der Schwamm. Der Mann ist cool. Wieder ist er, nachdem er die Lösung verinnerlicht hat, enorm konsequent. Ich staune, lächle und ermahne ihn:

„Und nicht erst nach Karfreitag!"

Es ist gerade Juli. Erst schaut er verblüfft, dann muss er lachen.

Wir treffen uns danach noch vier Mal, in Abständen von jeweils einem Monat. In dieser Zeit baut er sich seine Hobbys und den Bekanntenkreis wieder auf. Nach dem vierten Termin beschließt Herr Vogel, sich den fünften für Notfälle aufzuheben.

Seither habe ich ihn nicht mehr gesehen. Ich hoffe, das bedeutet, dass es keine Notfälle mehr gab. Ich wünsche ihm, dass er so lebt, dass ihm seine Seele kein Ticket mehr verschaffen muss zum Eintritt in eine Therapie.

Ein erstaunlicher Mann, mit erstaunlichen Lösungen.

„Wenn ich nur wüsste, weshalb ich saufe"

Lothar ist ein wundervoller Mensch. Von Beruf ist er Fliesenleger. Bis zu seinen Bandscheibenproblemen hat er sein Leben auf dem Bau verbracht. Erst erledigte er die groben Arbeiten, später hat er sich mit viel Liebe den filigraneren Details der Innenausstattung gewidmet. Lothar hat unfassbar große Pranken, seine Schultern sind fast so breit wie der ganze Mann hoch ist, sein runder Bauch ist ebenfalls beachtlich. Das aschblonde, strähnige Haar fällt ihm bis auf die Schultern.

Lothar ist 52 Jahre alt, er verehrt Neil Young, liebt Blumen, liebt unseren Hund, der ihn ebenfalls anbetet. Er hat ein warmes, herzliches Lächeln, eine tiefe, brummige Stimme mit deutlichem Münchner Klang. Im Gespräch ist er aufmerksam, interessiert sich für viele Dinge, lernt immer auch gerne Neues dazu.

Er sitzt an unserem Frühstückstisch. Lothar ist kein Klient meiner Praxis, er ist ein Freund. Meine Frau hat ihn 1996 in irgendeinem Wartezimmer kennengelernt, seit fünf Jahren geht er bei uns ein und aus.

An ihn denke ich oft, wenn ich über die Weisheit der Seele nachdenke.

Lothar trinkt. Er trinkt schon lange – als er sieben Jahre alt war, hat sein Vater ihm zum ersten Mal Alkohol angeboten: „Auf dem Bau gehört ein Bier dazu." Trotzdem geht alles relativ lange gut. Dann kamen die Bandscheibenvorfälle. Sie haben ihn in die Seile geworfen, denn er konnte nicht mehr arbeiten. Eine Trennung mit Rosenkrieg, in der sie alles nahm, er nichts behielt, sowie der geschäftliche Betrug von zwei vermeintlich guten Freunden machten ihn mittellos.

Nun trinkt er regelmäßig, und er trinkt viel. Das Muster folgt dem, was man unter „Quartalssaufen" versteht. Eine lieblose Formulierung, doch sie bringt das Geschehen auf den Punkt: Einmal im Quartal stürzt Lothar ab. Gewaltig.

In den letzten vier Jahren war er 16 Mal zur Entgiftung, zuletzt für 20 Wochen stationär in einer Klinik zur Therapie. Im Allgemeinen ist Lothar nach einer Entgiftung für etwa zwei Monate stabil. Dann beginnt alles von vorn, er trinkt einige Wochen rund um die Uhr, verwahrlost massiv und schleppt sich irgendwann erneut in die Entgiftung. Oder er wird von Freunden dorthin gebracht.

Nun sitzt er bei uns: Die lange stationäre Therapie liegt vier Monate zurück, sein letzter Absturz mit körperlicher Entgiftung ist drei Wochen her. Wir sind alle recht ruhig, frühstücken, bis er in die Stille hinein sagt:

„Jetzt bin ich schon so oft zur Therapie gewesen, gerade erst sogar 20 Wochen – und ich habe noch immer nicht herausgefunden, weshalb ich saufe!"

Der Satz rüttelt mich wach. Ich schaue auf die Uhr, in 12 Minuten muss ich in meinem Auto sitzen und zur Praxis fahren. Ich brülle ihn an.

„Ist das alles, was ihr in den Therapiestunden überlegt habt? Warum du säufst?"

Lothar ist vollkommen geschockt, meine Frau schaut irritiert hoch. Ich brülle nie. Schon gar nicht mit Freunden. Das ist mir bewusst – genau deshalb brülle ich ja. Denn ich habe nur 12 Minuten Zeit, und ich möchte seine 100-prozentige Aufmerksamkeit. Schock durch Brüllen ist die beste Methode, die mir dafür so rasch eingefallen ist.

„Natürlich", nickt Lothar verblüfft, „darum geht es doch: herauszufinden, woher das Problem kommt – oder nicht?"

Ich halte durch, so gut ich kann, und brülle noch ein bisschen.

„Bodenloser Unfug, Lothar! Kein Wunder, dass du immer noch säufst, wenn ihr eure Therapiestunden mit einer dermaßen dämlichen Frage verplempert habt!"

Als Hypnotherapeut achte ich auf das, was man Implikationen der Sprache nennt. Indem ich sage „Es ist klar, dass du säufst, wenn du *diese* Frage stellst", impliziere ich zwischen den Zeilen, dass es möglich wäre, mit dem Trinken aufzuhören, wenn er eine *andere* Frage stellen und beantworten würde.

Noch immer scheint Lothar wie gelähmt davon, dass ich ihn anbrülle. Er befindet sich gewissermaßen in einem leichten Trancezustand und ist daher sehr empfänglich für solche versteckten Botschaften.

Mit noch immer deutlich betonter Empörung in meiner Stimme veranschauliche ich ihm meine Meinung zu diesem Thema.

„Lothar. Stell dir mal vor, wir würden jetzt sofort über eine Direktleitung bei Petrus anrufen. Wir würden ihn bitten, das große dicke Buch aufzuschlagen, auf dem außen ‚Das Leben von Lothar' geschrieben steht. Petrus soll für uns ganz nach vorne blättern, bis zur frühen Kindheit, und dort nachschauen, weshalb der erwachsene Lothar zum Alkoholiker wurde."

Lothar schaut mich mit großen Augen an. Ich habe noch neun Minuten übrig und fahre fort.

„Wenn Petrus die Stelle gefunden hat, liest er uns vor, woran es liegt, dass du trinkst. Keine Ahnung, was dort steht – vielleicht wurdest du nicht lange genug gestillt oder zu lange, vielleicht war es die linke Brust und du hättest viel lieber die rechte bekommen – Saufen ist ein sogenanntes orales Problem, also suchen manche Psychologen in der oralen Phase nach den Gründen."

Lothar nickt, aber versteht kaum: Ich habe seinen Verstand mit den vielen Details, Fachwörtern und verschachtelten Sätzen überladen. Gut, dadurch bleibt er in Trance, sein Geist sucht nach dem Kern der Botschaft. Ich komme zum Punkt.

„Okay. Wir bedanken uns bei Petrus, legen auf – und dann? Was ist dann heute Nachmittag anders, wenn du von jetzt an weißt, es war die falsche Brust? Was bringt es dir, an der Kneipe vorbeizugehen, wenn du weißt, du hättest vor 52 Jahren noch drei Monate länger gestillt werden müssen?"

Lothar wohnt zu allem Überfluss auch noch direkt zwei Etagen über einer beliebten Kneipe ...

Ich schimpfe immer noch, um die Grenze deutlich zu machen zwischen nutzlosen und sinnvollen Fragen. Lothar nickt, sehr langsam, und fragt dann: „Aber ... wenn diese Frage falsch ist – welche Frage ist dann richtig? Welche Frage muss ich stellen, wenn ich nicht mehr saufen will?"

Gott sei Dank, denke ich, er ist dabei. Ich nicke, bestätige ihn, werde sanfter in meiner Sprache. Ab jetzt soll er bewusst und aktiv mitdenken, soll verstehen.

„*Guter Punkt*, Lothar. Dein Leben hängt davon ab, die *richtige* Frage zu stellen. Richtig bedeutet in diesem Zusammenhang nützlich. Welche Frage ist nützlich, welche Frage hilft dir, etwas zu verändern."

Ich habe noch sechs Minuten. Es könnte hinhauen. Ich fahre fort, natürlich ohne zu brüllen. Lothar soll mit den nützlichen Fragen gute Gefühle verbinden.

„Es gab einen Mann in Milwaukee, Steve de Shazer. Er ist auf der ganzen Welt dafür bekannt geworden, dass er in circa fünf Terminen, verteilt über ein Jahr, die verschiedensten Drogenabhängigen von ihren Süchten befreien konnte. Sein Therapieansatz heißt *Lösungsorientierte Kurztherapie*, auch in Deutschland arbeiten manche Beratungsstellen und Kliniken damit. Ich nenne dir mal ein oder zwei von den Fragen, die Steve de Shazer als nützliche Fragen entwickelt hat, okay?"

„Okay."

Natürlich. Ich habe Lothars volle Aufmerksamkeit. Und noch fünf Minuten Zeit.

„Schau – anstatt zu fragen, woher das Problem kommt, fragt de Shazer zum Beispiel: ‚Wann hatten Sie Ihr Problem zum letzten Mal *nicht*?' Übersetzt auf deine Situation müsstest du also überlegen, wann du zum letzten Mal nicht gesoffen hast."

„Na ja", Lothar zuckt mit den Schultern, „das ist nicht so schwer: Solange es mir gut geht und ich keine Sorgen habe und ich mich nicht ärgere – solange trinke ich auch nichts."

Ich gehe mit und präzisiere dann die Frage:

„Das ist gut zu wissen. Dein Problem lautet ja auch nicht ‚Ich trinke Tag und Nacht', sondern ‚Ich trinke, wenn es mir nicht gut geht'. Wir müssen also präziser fragen: ‚Lieber Lothar – wann hattest du zuletzt eine Situation, in der es dir nicht gut ging, in der du viele Sorgen hattest – und in der du es *dennoch* geschafft hast, an der Kneipe vorbei direkt hoch in deine Wohnung zu gehen?'"

Er starrt mich an.

„Boah! Das ist schwer!"

„Denk drüber nach!", sage ich und renne hoch in mein Bürozimmer. Ich hole ein kleines Buch von Insoo Kim Berg, der Ehefrau von Steve de Shazer, das sie mit einem Kollegen gemeinsam geschrieben hat, und setze mich noch mal kurz zu Lothar an den Tisch.

„Und, hast du eine Situation gefunden?"

Lothar nickt.

„Sehr gut. Wenn du eine Ausnahme vom Problem gefunden hast, lautet Steve de Shazers nächste Frage: ‚Was hast du in dieser Situation – als du das Problem nicht hattest – *anders* gemacht als sonst?' Du persönlich, verstehst du? Was hast *du* getan, damit es nicht zum Problem kam? Nicht das Wetter oder andere Leute ..."

Lothar schaut wie ein Auto, nickt. Ich ziehe meine Schuhe an, schnappe mir meinen Geldbeutel und meinen Autoschlüssel.

„Hast du darauf auch eine Antwort?"

Er schüttelt den Kopf.

„Nicht so richtig; aber die Frage ist super, das merke ich. Ich muss, glaube ich, länger drüber nachdenken."

„Ja,", sage ich, „könnte sich lohnen."

Ich schiebe ihm das schlanke blaue Büchlein hin.

„Lothar, wenn du herausgefunden hast, was du an dem Tag, an dem du Sorgen hattest, aber trotzdem nicht saufen gegangen bist, anders gemacht hast als sonst, dann kannst du im dritten Schritt noch eine klassische Hausaufgabe von Steve de Shazer für dich anwenden. Er sagt nämlich an dieser Stelle immer *Do more of that!*, also *Mach davon mehr!* beziehungsweise *Mach das öfter!* – okay?"

Ich zeige auf das Buch.

„Hier drin wird das ziemlich gut beschrieben. Da stehen sogar noch ein paar Fragen mehr, für jeden gut lesbar. Wenn du magst, kannst du ja mal darin blättern."

Ich spurte in die Garage, lasse das Auto an. 10:02 Uhr. Passt noch.

Meine Frau erzählt mir am Abend, dass Lothar mit dem Büchlein in unserem Gartenhäuschen saß und dieses den ganzen Tag in einer Rauchwolke verborgen lag.

Lothar hat leider auch sehr viel geraucht.

Später erzählt Lothar, dass er das Büchlein an diesem Tag dreimal durchgelesen hat. Nach dem ersten Mal hat er bei seinem Buchhändler angerufen und vier Exemplare bestellt. Eines für sich – die anderen für drei Freunde, die er bei seinen Entgiftungen und Therapien kennengelernt hat.

„Die haben bisher auch die richtige Frage nicht gekannt!", erklärt er meiner Frau.

So war Lothar. Er hat immer auch an die anderen gedacht.

In den fünf Jahren nach diesem Tag im Qualm, im Gartenhäuschen mit dem Büchlein, hat Lothar noch zwei Abstürze gehabt. Etwa ein Zehntel der Menge aus den vier Jahren vor diesem Tag.

Unser lieber Lothar starb einsam in seiner Wohnung. Er hatte COPD, eine Lungenerkrankung, bei der die Atemwege sich immer mehr verschließen. Sie kommt vom Rauchen. Zigaretten töten jährlich viel mehr Menschen, als es der Alkohol tut. Für Zigaretten darf man in Deutschland noch immer Werbung machen.

Wir wissen nicht, ob Lothar erstickt ist oder ob sein Herz es nicht mehr geschafft hat. Er wurde erst einige Tage später gefunden. Man hat seine Urne zusammen mit ein paar anderen namenlosen Menschen beigesetzt. Es war nicht einmal ein Pfarrer anwesend. Lothars Name wurde bei der Beisetzung nicht erwähnt. Es gibt keinen Grabstein.

Jetzt gibt es dafür diese Geschichte – über Lothar und für Lothar.

Wir denken noch oft an ihn, voller Liebe und in tiefer Freundschaft.

Blut ist im Schuh

Als ich ihr Zimmer betrete, schaut mich das wunderschöne Mädchen durch einen Vorhang langer Haare an. „Sie spricht mit niemandem, wir haben schon alles Mögliche probiert", sagte mir sowohl die Heimleitung als auch eine der Erzieherinnen. „Auch in der Psychiatrie hat sie mit niemandem gesprochen."

Ich bin noch im Studium, bin 24 Jahre alt. Es ist der dritte Tag eines sechswöchigen Praktikums, das ich in einem Übergangswohnheim für Jugendliche absolviere.

Jugendliche, die in der Psychiatrie waren, wohnen für eine gewisse Zeit in diesem Heim, bevor sie wieder in ihre Familien zurück oder ins Leben hinausdürfen. Bei den meisten dauert diese gewisse Zeit mehrere Jahre.

Die Symptome, um die es geht, sind vielfältig. Magersucht, Bulimie, extreme Aggressivität, Zwangshandlungen, Psychosen – es sind viele, auch schwere Beeinträchtigungen, welche die jungen Menschen mitbringen.

Das Mädchen war in ihrer Schule aufgefallen, weil Blut aus einem ihrer Schuhe floss. In Strömen. Wie sich zeigte, hatte sie sich mit einer normalen Papierschere einen Oberschenkel der ganzen Länge nach aufgeschnitten. Nach drei Monaten in der Kinder- und Jugendpsychiatrie war sie seit heute im Übergangswohnheim gelandet.

Sie sitzt auf ihrem Bett, den Kopf gesenkt, sodass ihre Haare diesen Vorhang zwischen uns bilden. Die Zimmertür habe ich hinter mir zugezogen – als Praktikant weiß ich noch nicht allzu viel über die Dinge, die man tun oder nicht tun sollte, bin naiv.

„Hallo, Nadja", sage ich freundlich, „ich bin Tom."

Schweigend schaut sie zu, als ich mir einen Stuhl heranziehe. Die Haare sind dunkel, glatt, lang. Ihre Augen sind ebenfalls dunkel, das Gesicht schmal wie das ganze Mädchen. Der Blick wirkt intelligent, soweit man das sehen kann, und sehr aufmerksam. Von den Erziehern weiß ich, dass sie 16 Jahre alt ist.

Ich sehe mich im Zimmer um. Neben ihr auf dem Bett sitzt ein Teddybär.

„Wer bist du denn, Teddy?", frage ich ihn. „Seid ihr zusammen gekommen?"

Ich schaue zu Nadja, die nichts sagt. Nur beobachtet.

„Darf ich ihn mal haben?"

Nadja nickt. Ich nehme den Teddy, vorsichtig, und setze ihn auf mein Knie, Gesicht zu mir.

„Na, Teddy ohne Namen – bist du mit Nadja gekommen?"

Diesmal sehe ich aus dem Augenwinkel, dass Nadja auf die Frage ein klein wenig nickt. Ich schaue nur den Bären an und beginne, ihm ein bisschen von mir zu erzählen.

„Ich heiße Tom, Teddy ohne Namen. Ich bin Student, studiere an der Uni Psychologie. Zurzeit mache ich hier mein Praktikum. Ich habe vorgestern angefangen, bin also noch fast sechs Wochen hier."

Ich lasse den Teddy nicken; im Augenwinkel sehe ich keine Reaktion. Na gut – ich habe ja auch aufgehört, Sachen zu fragen. An der Uni hatten wir gelernt: Wenn du möchtest, dass sich jemand öffnet, dann öffne dich selbst. Deshalb erzähle ich weiter.

„Ich komme aus Stuttgart und wohne hier seit drei Jahren. Mein Papa ist Pfarrer, ich habe noch zwei Schwestern, die sind beide jünger als ich. Ich mag Musik sehr gerne, spiele Klavier. Meine Schwestern spielen Querflöte und

Geige. Meine Mama ist total lieb – die würde euch beide sicher sehr gerne mögen."

Beim letzten Satz schaue ich kurz zu Nadja, aber gleich wieder zum Bären. Ich erzähle ihm, wie meine Schwestern heißen, welche Musik ich gerne höre, welche Stücke ich auf dem Klavier spiele. Der kleine Teddy sitzt auf meinen Knien und hört zu.

Nebenbei überlege ich, wie ich von mir auf uns kommen könnte. Was haben wir gemeinsam? Ich beginne, über das Wohnheim zu sprechen.

„Dieses Heim hier, das finde ich komisch. Viele von den Jugendlichen sind mir ein bisschen unheimlich." Ich bin ja selbst zu der Zeit erst 24, die geballte Ladung an Aggression und Emotion in diesem Heim macht mich beklommen. Einem solch schüchternen Mädchen müssten die laut brüllenden, Türen schlagenden Altersgenossen sicher ebenfalls unheimlich sein.

„Ich habe gehört, dass ihr bei Frau Page in Therapie seid, stimmt das?" Ich lasse den Bären nicken, schaue nicht zu Nadja rüber. In meinem Augenwinkel tut sich nichts, Nadja scheint ganz still zu sitzen. Frau Page ist eine der beiden Therapeutinnen des Wohnheims. Sie ist auch die Leiterin.

„Ich glaube, da habt ihr relatives Glück", sage ich dem Bären. Ich beuge mich zu ihm hinunter und flüstere ihm ins Ohr.

„Die andere Psychologin, Frau Lemke, macht auf mich einen recht angestaubten Eindruck. Auch ihre Klamotten – wie aus einem anderen Jahrhundert, oder?"

Der Teddy sagt nichts dazu, er ist wohl gut erzogen. Ich habe schon fünf Minuten nicht mehr direkt zu Nadja rübergeschaut. Ich rede mit dem Bärchen noch ein wenig über die Erzieher, die ich bisher kennengelernt habe. Jedenfalls über die, von denen ich gute Dinge sagen kann.

Insgesamt erzähle ich über 20 Minuten, ohne Nadja anzuschauen und ohne noch einmal eine Frage zu stellen. Am Ende suche ich in Gedanken nach einer Frage, die wichtig ist, die emotional ist und die mit Ja oder Nein beantwortet werden kann.

„Sag mal, du kleiner Bär, der keinen Namen hat – seid ihr beide eigentlich gern hierhergekommen?"

„Nein", sagt eine ganz leise Stimme.

Ich beuge mich ganz nah runter zum Bären und wiederhole das Wort, ebenfalls mit ganz leiser Stimme.

„Nein? Nicht gerne?"

Aus dem Augenwinkel sehe ich, wie Nadja heftig den Kopf schüttelt. Ihre Haare fliegen hin und her. Dann sagt die leise Stimme:

„Übrigens heiße ich Sokrates!"

„Sokrates?? Super!", ich schüttle dem Bären die Pfote, schaue Nadja weiter nicht an. „Sehr erfreut! Dann musst du ein total kluger Bär sein!"

Ich halte mir den Bären ans Ohr, höre aufmerksam hin, dann schaue ich ihn an:

„Was? Quatsch!"

Ich halte ihn erneut an mein Ohr, höre lange zu, dann „antworte" ich.

„*Natürlich* können Bären sprechen! Du bist ja *total* unlogisch – du bist ein Bär und flüsterst mir ins Ohr, dass Bären nicht sprechen können. Das ist ja schon fast absurd! Dz dz dz!"

Ich bin nicht sicher, aber es klang wie ein ganz leises Kichern aus Nadjas Richtung. Ich setze Sokrates wieder auf mein Knie zurück.

„Also, Sokrates – wieso seid ihr beiden denn nicht gerne hier? Bett, Schrank, Tisch, Zimmer, neun Quadratmeter ... Essen ... lauter nette Leute ... – was ist falsch?"

„Wir haben Angst", höre ich die leise Stimme.

„Angst? Echt? Wer von euch hat mehr Angst – du oder Nadja?"

„Ich."

„Ich?", frage ich. Ich schaue kurz zwischen Nadja und Sokrates hin und her, frage dann den Bären: „Ich, Sokrates?"

„Nein."

„Echt jetzt – Nadja hat mehr Angst als du, ja?"

Nadja nickt, ich spreche weiter mit Sokrates.

„Wovor hat sie denn Angst?"

„Vor den anderen Leuten. Und sie will lieber gar nicht hier sein."

„Hm, okay. Wo will sie denn lieber sein?"

Lange Pause, dann leise: „Schwierig."

„Also hier nicht, aber woanders auch nicht. Das ist wie ein Bär, der sagt, dass Bären nicht sprechen können. Sag mal, Sokrates – habt ihr beide noch ein bissl Zeit?"

Nadja, im Augenwinkel, nickt. Ich stehe auf, setze Sokrates neben Nadja aufs Bett, schaue jetzt beide an.

„Ich brauch was zu trinken, dann können wir noch länger quatschen. Was soll ich euch beiden denn bringen? Sokrates Wasser, nehme ich mal an? Nadja, und du?"

„Auch Wasser, bitte."

Ich glaube, das war ihr erster direkter Satz zu mir. Ich gehe raus, hole mir eine Apfelschorle und Nadja ein Wasser. Zurück im Zimmer proste ich Nadja zu, trinke mein Glas halb leer und lehne mich zurück.

„Wie lange kennt ihr beide euch schon? Und wer hat euch zusammengebracht?"

„Schon ganz lange. Ich komme von Tante Margret. Die ist total total lieb."

Die nächste Stunde rede ich mit Sokrates und erfahre viel. Heikle Themen spare ich aus.

Nadja ist in einem Kinderheim aufgewachsen. Ihre Mutter war selbst erst 16, als Nadja geboren wurde. Sie war eine Frühgeburt, lag fast zwei Monate im Brutkasten und kam von dort direkt ins Kinderheim. Vier Diakonissen und eine Köchin waren dort rund um die Uhr für die Erziehung und Betreuung von bis zu 20 Kindern aller Altersstufen zuständig. Heute unvorstellbar, damals und für Nadja normal. Es war ihr Zuhause.

Wenn alle Kinder schliefen, erledigten die Diakonissen die Buchhaltung und die Korrespondenz. Tagsüber passten die älteren Kinder auf die jüngeren mit auf, alle halfen je nach Fähigkeit mit.

Nadja war ab ihrem zweiten Lebensmonat sehr schwer krank und brauchte besondere Pflege. Durch ihre Krankheit konnte sie an vielen gemeinsamen Aktivitäten nicht teilnehmen. Zugleich waren die anderen Kinder oft eifersüchtig auf die Extra-Zuwendung, die sie aufgrund ihres Pflegebedarfs von der ältesten Diakonisse bekam.

Die Kinder nannten die Diakonissen „Tanten", das Ganze war in christliche Werte eingebettet. Jeden Sonntag ging man zusammen zum Gottesdienst, vor jedem Essen wurde gebetet. Weihnachten und Ostern waren die tollsten Tage im Jahr, nicht alleine wegen der Geschenke, die von verschiedenen Menschen aus der ganzen Welt an diese Kinder geschickt wurden; auch wegen ihrer Bedeutung als höchste christliche Feiertage.

Weil Nadja vom dritten bis zum siebten Lebensjahr wegen einer Erkrankung überhaupt nicht sprechen konnte, begann sie zu zeichnen und zu malen. Alles, was das kleine Mädchen mit Worten nicht sagen konnte, drückte sie durch ihre Zeichnungen und Bilder aus. Ein paar Wochen später zeigt sie mir einige davon – ich habe nie vorher und nie nachher intensivere, emotionalere Bilder gesehen.

Sie spielt auch Klavier, hat Geige ausprobiert – weitere Möglichkeiten, sich auszudrücken, wenn man als Kind unter 20 anderen Kindern keine Stimme hat.

All dies erzählt mir Sokrates mit Nadjas leiser Stimme. Manchmal schaue ich jetzt sie an, wenn ich etwas frage – sie ist ja 16 und nicht blöd. Meistens spreche ich trotzdem weiter mit dem Teddy. Irgendwann sind alle Gläser leer, ich überlege. Es ist ein angenehmer Herbsttag, erst nachmittags.

„Sag mal, Sokrates, was hältst du von einem Spaziergang?"

Nadja nickt. Ich nehme Sokrates auf den Arm, stehe auf und gehe zur Tür. Sie steht ebenfalls auf, zögert. Ich schaue sie an: Als sie steht, kann ich ihr zartes, klar geschnittenes Gesicht viel besser sehen, die langen dunklen Haare rahmen es ein, anstatt es zu verstecken.

Mit dem Kinn zeige ich auf das Stofftier in meinem Arm.

„Meinst du, er sollte mitkommen – oder ist er vom vielen Reden erschöpft?"

Nadja tritt auf mich zu, nimmt mir den Teddy ab und setzt ihn in ihr Bett, aufs Kopfkissen. Der Bär hat seine Schuldigkeit getan.

„Ciao, Socke!", rufe ich ihm zu und gehe durch die Tür.

„Socke?", fragt sie, als sie nachkommt.

„Klar – oder sagst du echt immer Sokrates zu ihm?"
Sie kichert.

Wir melden uns ab. Die Erzieher finden das nicht gut, der neue Praktikant und das ganz neue Mädchen. Ich frage aber nicht lange, wir gehen hinaus in einen Park. Direkt beim Verlassen des Gebäudes nimmt Nadja meine Hand. Mir fehlen die Worte. Es fühlt sich für mich wie eine kindliche, unschuldige Geste an.

So gehen wir in den Park, ohne zu reden. Am nächsten Tag werde ich dafür zur Heimleitung zitiert; ein Junge aus dem Heim hatte uns gesehen und gemeldet. Der Student und das neue Mädchen Hand in Hand – so was geht ja gar nicht! Fast wäre ich dafür aus dem Praktikum geflogen.

Beim Spazierengehen im Park, an diesem und an vielen weiteren Tagen, erfahre ich mehr.

In der Schule waren „die Heimkinder" immer Außenseiter. Natürlich waren sie nie „schick" gekleidet, es gab kaum Geld, die Kleidung war gespendet, aufgetragen, der Stil bieder. Wenn etwas passierte, geklaut wurde, kaputt war, wurden sie als Erste verdächtigt. Auch und gerade von den Lehrern.

Drei Diakonissen waren schon weit über 60, sehr liebevoll und streng zugleich. Eine Jüngere war gewalttätig und quälte einige der Kinder regelmäßig. Die Köchin war ein Engel, ebenfalls gut 60 Jahre alt, sanft und voller Liebe für jedes Kind. Bei ihr in der Küche zu sein war der Inbegriff von Geborgenheit.

Im Übergangswohnheim sind während meines Praktikums vier Kinder mit Magersucht, alle stammen aus sehr behütetem Haus. Irgendwann kommentiert Nadja das kichernd mit dem Hinweis, dass im Kinderheim jede Art von psychischem Problem existiere – aber niemals Magersucht. Ich schaue sie an.

„Was ist daran so witzig?"

„Wir waren manchmal 20 Kinder am Tisch. Wenn eines gesagt hätte, dass es seinen Kartoffelsalat oder sein Würstchen nicht essen mag, wären die anderen sofort darüber hergefallen. Es hätte einfach keinen Sinn gehabt, magersüchtig zu werden."

Und schon habe ich wieder was gelernt, denke ich. Magersucht, ein Wohlstandsphänomen von teuer gekleideten Kindern aus gutem Haus. „Ach Schatz, jetzt iss doch was!" Ich grinse bei dem Gedanken. Später in der systemischen Ausbildung lerne ich, dass es ein komplexeres Phänomen ist und sehr viel mit Abgrenzung zu tun hat – aber die Pointe gefällt mir.

Der Sonntag war im Kinderheim nicht nur wegen der Kirche ein besonderer Tag. Sonntags wurden alle Kinder hübsch gemacht, denn nachmittags gab es Besuch. In manchen Fällen kamen die leiblichen Eltern, um ihr Kind zu besuchen. Gelegentlich tauchten auch ganz fremde Paare auf, die sich „ein süßes Kind" wünschten, aber selbst keines bekommen konnten.

Es gab eine große Scheibe, durch die solche Paare ins große Spielzimmer gucken konnten. Jedes Kind wusste, dass es jetzt *süß* sein musste, um vielleicht ausgewählt zu werden, um eine „eigene Familie" zu bekommen – der Traum eines jeden Heimkindes.

Nadjas leibliche Mutter kam nie, kein einziges Mal. Und Nadja wurde nie ausgewählt. Sie war sehr hübsch, sehr klug. Aber sie war auch sehr krank. Immer wieder, verschiedene Krankheiten. Sie brauchte Pflege, Unterstützung, Hilfe. Die Paare wollten zwar ein Kind. Aber sie wollten keines, das oft ins Krankenhaus musste und regelmäßig zum Arzt. Keines, das im Alltag nicht tun konnte, was andere, gesunde Kinder, taten.

Nadja blieb, während andere Kinder in richtige Familien kamen.

Nadja blieb, bis sie zwölf Jahre alt war. Da waren die schlimmsten Krankheiten erst einmal geheilt. Sie war zwar schwach, konnte nicht frei atmen, keinen Sport machen; sie konnte niemals laut sprechen oder womöglich schreien. Trotzdem hat eine Familie sie mitgenommen.

Eine Pfarrersfamilie – aus einem christlichen Umfeld in ein anderes. Pfarrer und Frau, drei Kinder. Zwei Mädchen, Zwillinge, acht Jahre älter als Nadja, und ein Junge im gleichen Alter. Sie nehmen das Heimkind bei sich auf. Eindeutig gute Menschen also. Eine Pflegefamilie.

Diese Dinge erfahre ich über einige Tage und Wochen verteilt. Die beiden Pflegeeltern lerne ich noch in der ersten Woche kennen, sie kommen drei Tage nach Nadjas Ankunft ins Übergangswohnheim, um mit der Heimleitung zu reden.

Ich gehe gerade den Flur entlang, als ich sie sehe. Sie stehen in der Tür der Heimleitung, im Gespräch mit Frau Page, Nadjas Therapeutin. Nadja steht bei ihnen. Ich begrüße sie, schüttle Hände, stelle mich vor.

Unsympathisch – das ist mein erster Eindruck. Beide sehr groß, sehr strenge Blicke. Die Frau wirkt fleischig-teigig, der Mann betont würdevoll.

Ich kenne eine Menge Pfarrer, alle Freunde meines Vaters sind Pfarrer. Die meisten sind christlich denkende Menschen, mit einer Aufgabe, die sie erfüllt. Man merkt ihnen den Pfarrer nicht an. Ich habe auch andere getroffen, die auftreten, als wären sie der Papst, denen es wichtig zu sein scheint, permanente Würde zu vermitteln. So wie er hier.

Ich schaue Nadja an, die kein Wort sagt. Dennoch habe ich plötzlich das Gefühl, als ob eine Boeing 747 zwei Meter über unseren Köpfen fliegt – so „laut" fühle ich das lautlose Schreien des Mädchens. Während die drei anderen, die „Erwachsenen", über irgendwelche Formalitäten sprechen, fühle ich bei Nadja schreiende, brüllende, tobende, doch lautlose Angst.

Instinktiv bleibe ich bei der kleinen Gruppe stehen. Der Herr Pfarrer berichtet gerade, dass sie ja immer schon recht verrückt gewesen sei. Zum Beispiel habe sie manchmal Socken von unterschiedlicher Farbe angehabt. Nadja schaut auf den Fußboden, während man über sie spricht.

Ich versuche zu verstehen, was hier passiert. Es spricht keine Sorge aus den Worten des Pflegevaters. Er scheint auch nicht gekommen zu sein, um besser zu verstehen, weshalb Nadja sich so schwer verletzt hat. Was er meinem Eindruck nach vermitteln will, ist Abwertung. Hier die guten Leute, dort das verrückte Heimkind.

Ich habe das Gefühl, als würden meine eigenen Augen tief schwarz, während ich den Mann anschaue. Ich versuche, seinen Blick zu fangen und Verachtung hineinzulegen. Natürlich bin ich parteiisch. Ich habe noch keine Therapieausbildung, habe noch nicht gelernt, dass man neutral sein soll. Andererseits ist es auch kein therapeutischer Moment.

Als er mich für zwei Sekunden anschaut, denke ich, er hätte ebenfalls Angst. Ich verstehe es nicht, fühle aber immer noch deutlich Nadjas lautlose, tobende Panik.

Irgendwann sind die Pflegeeltern weg. Als ich Nadja suche, ist sie verschwunden. Ich sehe sie erst am nächsten Tag wieder, und wir gehen spazieren, wie so oft.

„Magst du die?", frage ich nach fünf Minuten schweigenden Gehens. Wir wissen beide, wen ich meine.

„Natürlich", sagt sie leise. Sie spricht immer leise. Diese Antwort kam rasch. Automatisch?

„Nette Menschen, wenn man sie länger kennt?", frage ich, extra harmlos.

Es kommt keine Antwort. Ich wechsle das Thema, wir reden über andere Dinge. Nach 20 Minuten entsteht eine Pause, an deren Ende Nadja ohne Überleitung an das unterbrochene Thema anknüpft.

„Es müssen doch nette Menschen sein, oder? Schließlich haben sie mich aufgenommen. Ich bin ein Heimkind, ich bin krank ... nur nette Menschen machen das."

Mein Magen fühlt sich komisch an. Während ich nach einer Antwort suche, ergänzt die leise Stimme neben mir, fast nicht hörbar:

„... und ich bin ja auch verrückt."

„Vielleicht bist du ja auch nur farbenblind?", versuche ich auf die Geschichte von den unterschiedlichen Socken anzuspielen. Ich merke, dass wir auf ganz dünnem Eis gehen. Den Grund, weswegen sie in der Psychiatrie war, haben wir noch nie zuvor thematisiert.

„Nein. Ich habe mir ja mein ganzes Bein aufgeschnitten. Das ist doch verrückt. Das machen nur verrückte Menschen."

Ich bin Praktikant ohne jede Ausbildung, habe keine Ahnung, was ich dazu sagen soll, will weder zustimmen noch verneinen. Schließlich sage ich, was ich denke.

„Also, bisher habe ich noch nichts Verrücktes an dir feststellen können."

„Aber ich war in der Psychiatrie. Jetzt bin ich im Übergangswohnheim für verrückte Jugendliche. Und ich habe mir ganz schlimm ins Bein geschnitten."

Puh. Klingt nach starken Argumenten. Aber müssten Verrückte nicht andauernd verrückt sein? Nadja ist schüchtern, sie kann nur leise sprechen, sie hat vor vielem Angst – aber sie wirkt in allem normal.

„Wieso eigentlich?", frage ich, ohne nachzudenken. „Ins Bein schneiden?"

Es kommt keine Antwort. Shit, denke ich, und beiße mir auf die Zunge.

„Weil mir das eine innere Stimme befohlen hat", sagt die leise Stimme nach einer guten Minute.

Ich schaue sie an, sie geht neben mir, schaut nach unten.

„Wie bitte?"

„Das hat mir eine innere Stimme befohlen", sagt sie fast unhörbar.

So ein Mist. Sie ist doch verrückt, und ich Vollpfosten habe nichts gemerkt. Ich bin erschrocken und bekomme Angst. Auch wenn man nicht Psychologie studiert, weiß man, dass jemand, der eine Stimme hört, die nicht da ist, verrückt ist.

„Klingt nach einem starken Beweis", sage ich beklommen und noch immer total aus dem Konzept. Sie hört Stimmen, verdammt!

Wir gehen einige Minuten schweigend. Ich habe keinen Plan, will nicht bestätigen, dass sie verrückt ist, fände das nicht nett von mir. Will aber auch nicht negieren, was sie sagt, es scheint ja Fakt zu sein, und sie teilt es mit mir, ist offen, betont es sogar selbst.

„Danke, dass du mir das erzählst", sage ich schließlich.

Sie sagt nichts. Fünf Minuten, oder länger.

„Ich habe mal Briefe auf seinem Schreibtisch gesehen; sie haben vom Jugendamt Geld dafür bekommen, dass sie mir ein Zimmer ausstatten, zum Start bei ihnen. Ich habe dann die alten Sachen von einer Tochter bekommen, und ihr haben sie ein neues Zimmer gekauft."

Ähm. Nicht sooo christlich, aber vielleicht einfach pragmatisch, überlege ich. Nur weil du die Leute unsympathisch fandst, verurteile nicht gleich alles. Ich runzle die Stirn, weiß nicht, worauf sie hinaus möchte, schweige. Es dauert wieder fünf Minuten.

„Ich habe mal gefragt, ob sie mich adoptieren – da haben sie mich ausgelacht und gesagt, wenn sie mich als Pflegekind hätten, würden sie Geld bekommen, jeden Monat. Wenn sie mich adoptieren würden, müssten sie ab da für mich bezahlen. Sie seien doch nicht verrückt."

Das komische Gefühl in meinem Magen wechselt zu Übelkeit, ich schau zu ihr.

„Das tut weh", sage ich leise.

Sie blickt auf den Boden, ist wieder lange still. Ich auch.

„Wenn wir abends fernsehen ... sitzen alle auf dem Sofa und auf Sesseln."

Ich nicke, verstehe nicht.

„Ich nicht. Für mich gibt es abends keinen Sessel. Sie sagt, ich könne auf dem Fußboden sitzen."

„Sie?", frage ich mit einem Kloß im Hals. „Die Frau Pfarrer?"

Nadja nickt.

Wir sind von unserem Spaziergang inzwischen wieder vor dem Wohnheim angekommen, bleiben vor dem Eingang stehen.

„Nicht besonders christlich", versuche ich die letzten Informationen so knapp ich kann zu kommentieren. Ich will ja nicht ihre kostbare Pflegefamilie beschimpfen. Nadja schaut mich an.

„Bin ich jetzt ein schlechter Mensch?"

„Weshalb denn?"

„Weil ich dir das erzählt habe ...?"

„Hast du denn gelogen oder etwas davon erfunden?"

Sie schüttelt den Kopf, blickt genau in mein Gesicht, versucht zu sehen, was ich denke.

„Dann hast du Fakten erzählt. Die sprechen für sich. Du hast sie ja nicht bewertet, nur erzählt."

Ich versuche, locker zu sprechen, aber das Sprechen an sich fällt mir gerade schwer. Vor meinem inneren Auge sehe ich das Mädchen, das sich zwölf Jahre lang eine Familie gewünscht hat, dort seit vier Jahren abends auf dem Boden sitzen.

Ich ahne noch nicht, dass diese ersten Informationen nur ein Test waren.

Nadja verabschiedet sich, geht durch die Tür. Es ist Freitag, ich sehe und höre bis Montag nichts von ihr. Auch am Montag geht sie mir aus dem Weg. Als ich abends meine Jacke anziehe und zu meinem Fahrrad gehe, steht sie da.

„Schau mal, wenn du zu Hause bist, in deine Jackentasche. Aber erst dort, okay?"

Ich nicke, und sie verschwindet im Haus.

Zu Hause falte ich einige dicht beschriebene Bögen Papier auf und beginne zu lesen. Den Schluss erwische ich als Erstes, verstehe nichts.

Als sie hochging, sich schleppend und die Kellerstufen hochkriechend, wußte sie nicht, warum, aber sie dachte: Sie können nur in meinen Körper, mein Geist ist frei, er wird euch niemals gehören.

Ich suche den Anfang. „*Nadjas Geschichte*" steht darüber. Ich blättere durch die Seiten, lande in der Mitte.

... einfach nur die Augen schließen und einschlafen. Wieder die Melodie im Kopf hören dürfen und mit dem Geist davonfliegen. Es war doch so einfach. Müde. So unendlich müde.

Sie blieb liegen, regungslos. Irgendwie weit weg und doch noch mit jeder Faser ihres Körpers anwesend. Spürte eine vorsichtige Hand auf ihrem Bauch und wieder Worte, die sie nicht verstehen konnte, die aber dicht an ihrem Ohr gesprochen wurden ... sie will einfach nur schlafen. So müde. Unendlich müde.

Jäh brannte es gnadenlos in ihrem Bauch, in ihrem Inneren fing es an zu glühen. Zwischen den Beinen tat alles weh, es stach und brannte. Schwarz in ihrem Kopf wechselte sich ab mit kurzen Momenten, in denen sie rot sah und schmeckte. Trotz der geschlossenen Augen. Gerade hinter den Augen. Es tat so weh. Unendlich. Und unendlich müde.

Schwarz.

Schlafen. Einfach nur schlafen.

Mir wird schwindlig, ich blättere vor, um den Zusammenhang zu verstehen.

... eine besonders dicke Schraubzwinge rechts vorne an der Kante angebracht. Mit einem großen Hebel und einer dazu passenden Winde.

Mit viel Biegen und Zerren ließ sich hier ein Arm einzwängen. Besonders gut ein schmaler.

Mein Herz pocht bis hoch in den Hals.

Gegenüber den drei kleinen Räumen gab es noch diese kleine Dusche. Eigentlich wurde sie von keinem der Familienmitglieder mehr benutzt.

An der Tür zur Dusche hing ein uraltes, irgendwann einmal von Hand beschriftetes, kaum noch lesbares Pappschildchen. Auf der Vorderseite stand ein mit ehemals grünem Stift aufgeschriebenes „Frei", auf der Rückseite ein kaum noch sichtbares rotes „Besetzt". Dieses ersetzte den schon seit Jahren nicht mehr vorhandenen Schlüssel. Zumindest der offiziellen Version nach.

Und nützte gar nichts.

Blättern. Suchen. Lesen.

Er hatte alle Zeit der Welt. Sagte nichts. Stand nur da und weidete sich an ihrem Blick, an dem Schock in ihren Augen. Und hielt immer noch mit der Hand den Duschvorhang fest.

Ihr war klar, der chancenlose Moment, in dem sie gerade noch geglaubt hatte, daß sie vielleicht fliehen könnte, war vorüber. Sie hatte keine Chance. Und hatte auch keine gehabt.

Ihr Körper hatte keine Chance.

Sie suchte mit dem Blick ihre Freunde. Die Fliesen. Um sie zu zählen und sich an ihnen mit ihren Augen festhalten zu können. Eins zwei drei, aber sie konnte sie nicht richtig sehen, es waren zu wenige, um sich dort mit dem Blick festhalten zu können, er stand zu breit und groß, mit, wie ihr schien, riesigen Schultern vor ihr. In den guten Sonntagsjeans und seinem guten Pullover. Dem gelben, den sie manchmal schon in ähnlichen Momenten wie eine Wand vor sich stehen gesehen hatte. So auch jetzt.

Blättern. Rasch.

Sie merkte, daß jemand ihr Bein seitlich nach vorne schob und kam für den Bruchteil einer Sekunde wieder zu sich. NEIN!

NEIN. Sie hörte von irgendeinem anderen Planeten, weit entfernt, direkt an ihrem Ohr ein Keuchen, ein Flüstern von Worten, die sie nicht verstand, und spürte, wie ihr Bein immer weiter an die Seite geschoben wurde ...

Ich übergebe mich. Lege die Blätter weg. Lese sie später von vorn bis hinten durch.

Am nächsten Tag im Wohnheim weicht Nadja meinem Blick aus, bis wir nachmittags wieder spazieren gehen können.

„Wer weiß davon?", frage ich sie.

„Nur du jetzt."

„Wie oft?"

Nadja schweigt.

Ich versuche, ruhig zu atmen. Sie spricht, fragt:

„Vielleicht darf man das? Ich meine ... wenn man ein guter Mensch ist, ein Pfarrer ... und der andere Mensch ist ... schlecht?"

Ich schüttle den Kopf.

„Wieso hast du das niemandem gesagt? Zum Beispiel der Polizei?"

„Das geht nicht. Ich bin ein Heimkind. Niemand glaubt einem Heimkind, das weiß ich. Und ich bin verrückt, das hast du doch gehört. Zweifarbige Socken und so ... Niemand glaubt mir. Aber dem Pfarrer, den alle kennen, glaubt man."

Meine Gedanken rasen, ich suche nach einer Lösung. Aber Nadja ist noch nicht fertig.

„Und es wäre total undankbar, oder? Sie haben mich aufgenommen. Niemand sonst hat mich aufgenommen, ich bin doch so krank."

Und so schwach und so leise und ohne Lobby, denke ich, aber Nadja will auf etwas anderes hinaus.

„Ich könnte es nie erzählen, weil: Wenn mir jemand glauben würde, dann würde ich die ganze Familie zerstören!"

Ich schaue sie an. Nadja, das wunderschöne Mädchen mit den klaren, tiefen Augen. Mir fehlen die Worte.

Mir fällt die Begegnung im Flur ein, ich erinnere mich an die Angst im Blick des Pflegevaters. Jetzt verstehe ich, weshalb. Er muss befürchten, dass sie ihrer Therapeutin davon erzählt. Wozu wäre er fähig, damit nichts herauskommt? Bilder entstehen in meinem Kopf, die ich nicht sehen möchte. Nadja verbringt inzwischen wieder vereinzelte Wochenenden bei ihrer Pflegefamilie ... Wer würde Fragen stellen, wenn ein Mädchen, das sowieso schlecht Luft bekommt ... im Schlaf erstickt?

„Du brauchst Schutz, Nadja", sage ich, ohne meine inneren Bilder zu schildern. „Wen kennst du, der stark ist und dem du vertraust?"

„Dich."

„Danke. Wen kennst du, der *mächtig* ist und dem du vertraust?"

Ein Pfarrer aus ihrer Schule fällt ihr ein. Schließlich spricht Nadja mit ihm. Sie vertraut sich ihm an, nachdem er ihr versprochen hat, dass er nichts tut, was sie nicht erlaubt. Sie möchte auf gar keinen Fall die Familie zerstören.

Der Pfarrer geht zum Probst. Berichtet. Dieser spricht mit dem Pflegevater. Nadja muss nie mehr dorthin zurück.

Polizei oder Strafe lehnt sie ab. Die Familie zieht Hals über Kopf um, mehr als 250 Kilometer weit weg.

Mein Praktikum neigt sich dem Ende zu, während mir eine Sache nicht aus dem Kopf geht. Sie beschäftigt mich immer wieder, und schließlich frage ich Nadja.

„Sag mal, das mit dieser inneren Stimme ..."

Sie ist sofort sehr verlegen, schaut weg.

„Du hast gesagt, die hätte dir befohlen, dir dein Bein so tief aufzuschlitzen ... ?"

Nadja nickt, ihr Blick geht zum Boden.

„Stimmt das wirklich? Oder hast du das erfunden?"

Sie schüttelt den Kopf, spricht wie immer leise.

„Nein. Das stimmt. Die innere Stimme hat mir gesagt, ich sei schlecht. Ich müsse mir wehtun. Ich bin doch ... verrückt ... oder? Schon alleine wegen dieser Stimme?"

Ich atme durch, warte, bis sie den Kopf hebt und mich anschaut.

„Du hast dort die Hölle erlebt, Nadja. Sie haben dir wehgetan – in deinem Körper und in deiner Seele. Du konntest aber nicht weg, weil du dankbar sein wolltest, weil du die Familie nicht zerstören wolltest und weil dir womöglich niemand geglaubt hätte."

Nadja schaut mich an, nickt.

„Es gab keinen Ausweg für dich. Außer – dass dir eine innere Stimme befiehlt, etwas so Verrücktes zu tun, wie dein Bein aufzuschlitzen. Die Stimme hat den Ausweg gefunden – sie ist ein Teil von dir, sie hat dir eine Tür geöffnet. Du hast den Schmerz auf dich genommen, das Blut, die Psychiatrie, die Erniedrigung, als verrückt zu gelten – aber du bist dort weg, ohne etwas zu erzählen."

Die Weisheit der Seele.

Nach dem Ende meines Praktikums bleiben wir in Kontakt. So rasch es geht, zieht Nadja nach ihrem 18. Geburtstag aus dem Wohnheim aus, wohnt alleine, macht Abitur.

Sie möchte Kunst studieren, doch als sie sich mit 20 Jahren mit ihren Zeichnungen und Gemälden an der Frankfurter Kunstschule Städel bewirbt, wird sie mit den Worten abgewiesen, solche Bilder könne sie *niemals* in diesem Alter selbst gemalt haben ...

Sie möchte wie ihre liebste Tante Kinderkrankenschwester lernen, aber man nimmt sie wegen ihrer körperlichen Schwächen nicht an.

Schließlich studiert sie Psychologie, macht ihr Diplom, unterstützt heute zahlreiche Menschen dabei, heil zu werden.

Nadjas Geschichte ist voller Hürden und Hindernisse. Es ist zugleich eine Geschichte unvergleichlicher Stärke.

„Wir haben uns nie gestritten ..."

Frau Arbinger ist 53 Jahre alt, von mittlerer Größe und körperlich recht rund. Ihre Frisur macht einen etwas abgenagten Eindruck: künstliche Wellen, die herunterhängen und auf Kinnhöhe abrupt aufhören. Auch ihre Kleidung wirkt auf mich ein wenig planlos zusammengestellt. Die Schuhe scheinen schon älter zu sein, definitiv aus der Kategorie „praktisch", nicht „schick".

Sie sitzt vor mir, eingesunken im Sessel, hängende Schultern, den Blick auf den Boden gerichtet. Ihre Hausärztin habe ihr geraten, mich aufzusuchen – Frau Arbinger selbst wisse nicht so richtig, was sie hier soll, sie denkt nicht, dass so etwas hilft: „Wir reden doch nur, oder? Wie soll mir Reden schon helfen?"

Frau Arbinger ist Bäckerin. Vielleicht nennt man es Bäckereifachverkäuferin – für mich ist sie Bäckerin, denn ihre Eltern hatten eine Bäckerei, die sie wiederum von den Eltern der Mutter übernommen hatten. Frau Arbinger leitet das Geschäft heute gemeinsam mit ihrem Mann. Es gibt zwei Kinder – der Sohn hat Bäcker gelernt und arbeitet inzwischen ebenfalls im Geschäft mit. Eine Bäcker-Dynastie. Daher denke ich, wenn ich an sie denke, an eine Bäckerin.

Seit vier Jahren ist Frau Arbinger depressiv. Sie schläft nachts nur schlecht, muss sich morgens aus dem Bett quälen, hat auch am Tag keinen Schwung mehr. Zum Essen muss sie sich zwingen, ihre Stimmung ist niedergeschlagen, traurig. Sie kann sich auch nicht mehr gut konzentrieren, vergisst vieles.

Ob das vielleicht einfach vom Alter komme, fragt sie. Früher wäre das nicht so gewesen, da war sie immer schwungvoll, lebendig, habe ihre Arbeit geliebt. Meistens war sie die Erste im Geschäft. Heute falle ihr schon das Aufstehen unglaublich schwer.

Ach, und sie halte auch nicht mehr wirklich viel von sich. Das fügt Frau Arbinger noch an, als würde es ihr im Nachhinein einfallen. Ich habe gelernt, gerade auch auf scheinbare Nebensächlichkeiten zu achten. Menschen erzählen einem im Erstgespräch oft wichtige Dinge, ohne selbst zu merken, wie wichtig diese sind. Ein Wörtchen war ungewöhnlich, daher frage ich nach.

„Nicht *mehr*? War das mal anders?"

Frau Arbinger nickt. Interessant. Oft entwickeln Menschen eine Depression, die schon ihr ganzes Leben nicht viel von sich halten. Vielleicht erleichtert ein geringes Selbstwertgefühl das Entstehen einer Depression. Aber hier scheint die Verringerung des Selbstwertgefühls gemeinsam mit der Depression gekommen zu sein. Ich merke es mir.

Jedenfalls: Frau Arbinger zeigt die klassischen Symptome einer Depression. Schlaflosigkeit, Appetitlosigkeit, Antriebslosigkeit. Keine Freude mehr an sämtlichen Tätigkeiten, Niedergeschlagenheit, grüblerische Gedanken. Selbstzweifel.

Natürlich frage ich, was vor vier Jahren geschehen ist. Irgendwelche Auslöser? Vor vier Jahren ist ihre Mutter gestorben. Sie waren sich sehr nah, wie beste Freundinnen. Hätten sich ohne viele Worte verstanden. Dann ist sie sehr überraschend verstorben.

Frau Arbinger schaut mich an und scheint zu überlegen. Ich warte.

„Aber ... das kann es nicht sein. Ich war geschockt. Ich war traurig. Ich habe getrauert. Lang. Tief. Aber ... ich bin mir eigentlich sicher, dass das hinter mir liegt. Ich glaube, dass ich genug getrauert habe und die Trauer um meinen Verlust abgeschlossen ist. Das Gefühl jetzt ... das ist geblieben. Nach der Trauer. Es ist ein anderes Gefühl als nur Trauer."

Sie blickt in mein Gesicht, ein wenig hilflos, ein wenig forschend, ob ich das wohl verstehe. Ich bin nicht sicher, ob ich es verstehe. Aber ich nehme es ernst. Niemand kennt sich selbst besser als der Klient. Und wenn Frau Arbinger sagt, was sie fühlt sei etwas anderes als Trauer, dann höre ich auf sie. Dann forsche ich nach.

Ich stelle Fragen: Ist damals noch irgendetwas anderes vorgefallen? Neben dem Tod der Mutter? Irgendein anderer Auslöser vielleicht, etwas, was vom Tod der Mutter in der Erinnerung überlagert wurde? Frau Arbinger zögert ein klein wenig, verneint dann aber. Ich nehme das Zögern wahr, frage aber nicht nach. Es ist das Erstgespräch. Ich will nicht drängen, will sie nicht abschrecken, indem ich zu früh „bohre".

Wir vereinbaren, uns für einige weitere Gespräche zu treffen, um zu schauen, ob das Reden nicht doch helfen kann.

Bestandteil der Verhaltenstherapie ist, den Klienten Zusammenhänge und Modelle zu erklären. Psychoedukation heißt das, Erziehung in Psychologie. Ich erkläre Frau Arbinger in unseren nächsten beiden Gesprächen verschiedene Modelle zur Entstehung von Depression.

„Depression ist nach innen gerichtete Aggression", soll Freud gesagt haben. Wer Zorn unterdrückt, kann dadurch depressiv werden. Diese Erklärung biete ich ihr als Erstes an. Sie reagiert wenig darauf. Frau Arbinger wirkt auch nicht wie eine Frau, die Zorn unterdrückt, die niemals Nein sagt, die die eigenen Grenzen nicht achtet.

„Depression kommt oft von irrationalen Annahmen", erklärte 60 Jahre später Aaron Beck. Wer glaube, immer alles perfekt machen zu müssen oder dass jeder ihn oder sie lieben müsse, der könne depressiv werden. Solche inneren Gesetze sind unmöglich zu erfüllen, und manche Menschen leiden so darunter, dass sie depressiv werden.

Ich schaue meine Klientin an, ob hier womöglich eine stärkere Reaktion kommt, ob sie verbal oder nonverbal ein Ja-Zeichen gibt. Frau Arbinger zuckt die Schultern, kann auch mit diesem Gedanken wenig anfangen. Die von mir zitierten Beispiele lassen bei ihr nichts anklingen. Sie wolle alles gut machen, aber nicht perfekt. Und dass jeder einen mögen könnte, sei ja Quatsch. Auch dieser Ansatz scheint eine Sackgasse zu sein.

Also schildere ich noch die Theorie von Martin Seligman: Depression resultiert für ihn aus sogenannter „Erlernter Hilflosigkeit". Wenn man sich in einer schlimmen Situation befindet und keinen Ausweg sieht, wenn man gerne etwas ändern würde, aber nicht weiß, wie – dann entstehe ein Gefühl von Hilflosigkeit. Diese Hilflosigkeit könne einen, wenn sie lang genug anhalte und wenn existenzielle, wesentliche Themen betroffen sind, in eine Depression führen.

Frau Arbinger bleibt auch von dieser möglichen Erklärung unberührt. Sie verstehe, was da gemeint sei, könne sich so etwas grundsätzlich auch vorstellen – aber es würde irgendwie nicht auf sie selbst zutreffen. Sie lebe eigentlich gerne, liebe ihren Mann, ihre beiden Kinder, im Prinzip auch ihren Beruf. Das wisse sie zumindest – aber sie fühle es nicht mehr, sie fühle sich schwach, ohne Antrieb. Depressiv eben.

Da die drei vorgestellten Ansätze bei ihr nichts zum Klingen bringen, versuche ich in den nächsten beiden Stunden, durch systemische Fragen das Problem in einen größeren Zusammenhang zu stellen. Systemische Fragen sind ein Instrument der Familientherapie, das klassische System ist die Familie.

Ich frage, wie Frau Arbingers Familie auf die vier Jahre Depression reagiere. Soweit ich verstehen kann, verhalten sich Mann und Kinder freundlich, aber nicht überfürsorglich. Schließlich muss ja das Geschäft weitergeführt werden, da kann man nicht allzu viel Zeit auf das Gefühlsleben der Ehefrau beziehungsweise der Mutter aufwenden. Die Familie bedauere natürlich, dass es ihr nicht gut geht. Aber es kreise nicht alles um dieses Thema, es gebe viele andere Dinge, die besprochen werden müssen.

Auch als ich frage, was anders wäre, wenn die Depression weg wäre (eine versteckte Frage danach, ob irgendwer einen Nutzen vom Symptom haben könnte), bekomme ich keine ungewöhnlichen Informationen: Alle würden sich freuen, Frau Arbinger selbst am meisten. Sie würde dann genauso viel wie bisher in der Bäckerei arbeiten, nicht mehr und nicht weniger, nur – hoffentlich – wieder mit mehr Freude.

Mir gehen langsam die Fragen aus. Ich versuche, im erweiterten System nach Zusammenhängen zu forschen. Es gibt eine Schwester. Sie ist vier Jahre jünger, arbeitet auf einer Behörde, beide haben nicht besonders viel Kontakt. Sie ist verheiratet, hat drei Kinder. Ich frage, ob die Depression oder das Verschwinden der Depression in irgendeiner Weise Einfluss haben könnte auf ihre Beziehung zur Schwester oder auf das Leben der Schwester.

Frau Arbinger verneint. Sie schaut, wie meistens, recht starr vor sich hin. „Meine Schwester hat selbst viele Schwierigkeiten", meint sie dann noch, ungefragt. In den letzten Stunden hat sie eigentlich nicht viel von sich aus gesagt, hat vorwiegend geantwortet, wenn ich sie etwas gefragt habe. Ich horche hin, versuche, den Satz zu verstehen. Frage nach, als die Klientin stumm bleibt: welche Schwierigkeiten?

Die Schwester sei halt jünger ... und während sie, Frau Arbinger, ihr Leben an sich im Griff habe, sei das bei der Schwester anders. Sie sei schon oft gescheitert, hatte viele unglückliche Männerbeziehungen, auch mit dem jetzigen Mann sei sie zwar verheiratet, aber ... na ja.

Ich warte. Frau Arbinger ist noch nicht fertig.

Beide könnten halt nicht mit Geld umgehen, erzählt mir die Bäckerin. Die Schwester nicht und ihr Mann auch nicht. Frau Arbinger selbst habe ja schon früh Verantwortung im Geschäft übernommen, sie habe immer gut geplant, gut gewirtschaftet – bei der Schwester sei eigentlich bis heute kaum einmal ein Zeitraum von ein oder zwei Jahren vergangen, ohne dass es zu kleineren oder größeren Katastrophen gekommen sei. Hatten die Katastrophen früher mit den falschen Männern zu tun, so gehe es inzwischen vor allem um das Thema Geld.

Meine Intuition sagt mir, dass hier irgendwo eine Information verborgen ist. Vielleicht, weil Frau Arbinger sonst nie von sich aus so ausführlich erzählt. Aber ich habe keine Idee, wo diese Information genau stecken könnte.

Ich erinnere mich, was ich jüngeren Kollegen rate, wenn sie erzählen, sie wüssten bei einem Klienten nicht so recht, ob etwas wichtig ist, ob der eine oder der andere Weg passen würde: „*Frag* doch deinen Klienten! Er ist der weltbeste Experte für sich selbst, er kann es beantworten!"

Also frage ich Frau Arbinger. „Ich habe den Eindruck, dass die Situation Ihrer Schwester wichtig für uns sein könnte. Aber ich habe keinen Schimmer, wie der Zusammenhang ist, obwohl ich wirklich zugehört habe. Haben Sie vielleicht selbst eine Idee, was Ihre Situation, Ihre Depression, mit Ihrer Schwester zu tun haben könnte?"

Frau Arbinger zögert, schaut beiseite. Dann schüttelt sie den Kopf. „Nein ... ich wüsste nicht ..."

Ein kleines Glöckchen klingelt in mir: Ich habe dieses Zögern schon einmal gesehen. Auch im Erstgespräch gab es einen Moment, in dem sie beiseitegeschaut hat, in dem sie auszuweichen schien. Ich erinnere mich aber nicht genauer, und unser fünfter Termin ist ohnehin gerade um.

Anschließend blättere ich in meinen Aufzeichnungen. Ich hatte mir „zögert" notiert, zusammen mit der Frage, ob sonst noch etwas geschehen sei in dem Jahr, in dem die Mutter gestorben ist. Neben dem Tod der Mutter. Frau Arbinger hatte minimal gezögert. So ähnlich wie in unserem letzten Gespräch, als ich fragte, ob die Depression etwas mit der Schwester zu tun haben könnte.

Vielleicht weiß sie etwas und mag es nicht sagen. Oder es geht um eine Information, die meine Klientin selbst nicht als relevant erachtet, die ihr Unbewusstes aber längst als wichtig erkannt hat. Die Körpersprache, das Zögern – es ist die einzige Spur.

Da mir sowieso die Ideen ausgehen, da alle bisher verfolgten Wege in Sackgassen zu führen scheinen, frage ich zu Beginn unseres nächsten Gesprächs ganz direkt.

„Frau Arbinger ... ich möchte Sie noch mal etwas fragen, was ich anfangs schon mal fragte, diesmal etwas genauer. Gab es in dem Jahr, als Ihre Mutter starb, noch irgendetwas anderes, was passiert ist? *Vielleicht im Zusammenhang mit Ihrer Schwester?"*

Da ist er wieder. Zum dritten Mal. Der Blick zur Seite, nach unten. Sie atmet deutlich schneller, dann beginnt sie ohne jede Vorwarnung zu weinen.

Frau Arbinger weint so schlimm, wie ich in meinem Leben nur wenige Menschen weinen hörte. Sie schluchzt, keucht, scheint kaum Luft zu bekommen, Tränen fließen, die Nase läuft. Sie heult buchstäblich Rotz und Wasser. Es hält gut fünf Minuten an, sie kann sich kaum beruhigen.

Schließlich erzählt sie. Ihre Mutter und sie selbst ... sie waren sich immer ganz nah. Auf eine Art waren sie wie beste Freundinnen. Was sie hatten, war einmalig. Sie wussten praktisch immer, auch ohne viele Worte, was die andere gerade dachte. Sie liebten sich aus tiefstem Herzen, waren ja in der Familie und später in der Bäckerei fast rund um die Uhr zusammen.

In all der Zeit, in 49 Jahren, gab es praktisch niemals einen ernsthaften Konflikt zwischen den beiden. Nie. Außer einmal. In dem Jahr, in dem sie starb.

Erneut muss ich einige Minuten warten, da Frau Arbinger in einem Tränenmeer versinkt. Ich merke, dass mir selbst der Hals eng ist. Schließlich kann sie fortfahren.

„Wir haben uns immer so gut verstanden. Waren uns nahe. Haben uns geliebt. Nur einmal waren wir absolut unterschiedlicher Meinung. Nur einmal haben wir uns wirklich gestritten, massiv."

Ich schaue sie an, warte. Frau Arbinger schluchzt, konzentriert sich, fährt nach gründlichem Naseputzen fort.

„Meine Schwester ... sie kriegt doch nix auf die Reihe ... ihr Auto war kaputtgegangen. Und ... meine Mutter hat mir erzählt, dass sie ihr Geld zugesteckt habe, damit sie sich ein neues Auto kaufen kann."

Ich verstehe es nicht, frage nach dem Konflikt. „Und was ist daran so schlimm?"

„Ich war total wütend, als ich es gehört habe. Andrea, meine Schwester, war damals immerhin schon 45 Jahre alt. Ich habe gefragt, wie lange sie der Andrea denn noch alles glätten wolle, wie lang sie denn noch alles ausbügeln wolle, wenn die etwas wieder nicht in den Griff bekommt. Ich fand das wirklich nicht in Ordnung, und das habe ich meiner Mutter auch deutlich und verärgert gesagt."

Ich nicke, beginne zu ahnen, was passiert ist. Frau Arbinger putzt sich erneut die Nase, kann kaum noch sprechen.

„Sie ist total ausgeflippt. Meine Mutter. So wütend habe ich sie noch nie erlebt! Mir ginge es doch gut. Ich hätte doch alles. Mir würde es an nichts fehlen. Weshalb ich denn meiner Schwester, der es viel weniger gut gehen würde als mir, nicht gönnen würde, dass man ihr hilft, wenn sie es gerade braucht."

Sie weint.

„Sie hat mich egoistisch und selbstsüchtig genannt. Neidisch. Sie sei so unglaublich enttäuscht von mir. Einen solchen Streit ... das hatten wir noch nie. Wir hatten uns lieb, waren uns so nah – aber das ... das war schrecklich, ich war erschüttert. Aber ich war auch wütend, wir konnten uns nicht einig werden, sind im Streit auseinandergegangen."

Ich halte die Luft an, spüre was jetzt kommt, hoffe, dass Frau Arbinger nicht ausspricht, was ich befürchte. Aber sie sagt es.

„Am nächsten Tag war sie tot."

Sie hat all ihre Kraft gebraucht, um die Geschichte bis hierhin zu erzählen – jetzt bricht sie zusammen, weint aus tiefster Seele, die Augen wahrhaftig blind mit Tränen. Wenn nicht, würde sie sehen, dass mir ebenfalls Tränen über die Wangen laufen.

Der Termin dauert noch etwa zehn Minuten. Außer Tränen passiert nichts mehr.

Als Frau Arbinger in der folgenden Woche erscheint, sieht sie sehr schlecht aus. Das Gespräch habe nachgewirkt, aber nicht zum Guten. Immer und immer wieder sei ihr dieser schreckliche Streit durch den Kopf gegangen.

„Ob meine Mutter in ihren letzten Sekunden an unseren Streit gedacht hat? Ob sie ihre Enttäuschung über mich mit ins Grab genommen hat?"

Immer wieder weint Frau Arbinger.

Ich entgegne, dass die Mutter in ihren letzten Sekunden bestimmt genauso entsetzt war. Entsetzt darüber, dass es zu keiner Aussprache, zu keiner Versöhnung mehr kommen würde. Ich erreiche meine Klientin nicht mit diesen Worten. Schwach argumentiert. Zu kognitiv, zu allgemein. Kann sein. Kann auch anders sein.

Im Laufe des Gesprächs finde ich weitere Argumente. Dass man doch 49 Jahre der Liebe und Nähe aufwiegen müsste gegen 10 oder 20 Minuten des Streits. Dass die Liebe so viel mehr wiegen würde. Frau Arbinger zuckt mit den Schultern. Ich erreiche sie noch immer nicht. Der Schmerz ist zu tief, meine Überlegungen bleiben für sie theoretisch.

Unser Termin ist schon zur Hälfte um, noch immer hängt meine Klientin in ihrer Verzweiflung fest. Ich mache mir Sorgen, dass ich sie gleich in diesem Zustand in eine weitere Woche des Schmerzes entlassen muss. Schmerz, den ich noch aufgewühlt und verstärkt habe. Ich denke nach, suche nach Worten. Nichts scheint sie erlösen zu können.

Erlösen, denke ich vage. Sie braucht keine Argumente, Frau Arbinger braucht Erlösung. Aber wer ist in der Lage, diese zu erteilen? Wer ist dazu berechtigt?

Ihre Gedanken kreisen darum, wie nah die Mutter und sie waren und wie schrecklich es ist, dass es zu keinem klärenden Gespräch mehr kommen konnte. Ich höre zu, und das Wort Erlösung klingt noch immer in mir.

Eine Idee, eher die Ahnung einer Idee, entsteht weit hinten in meinem Geist, in meinem Herzen. Ich spiele mit den Bausteinen, die auftauchen, versuche, sie in eine sinnvolle Form zu bringen. Dann schaue ich Frau Arbinger an, suche ihren Blick, halte ihn.

„Frau Arbinger ... ich möchte Sie um etwas bitten. Würden Sie es tun – egal, wie verrückt es Ihnen auch erscheinen mag?"

Die Bäckerin nickt, ohnehin von ihrem Schmerz betäubt. Es ist kein hoffnungsvolles Nicken, es ist ein „Alles egal"-Nicken.

„Gut. Ich möchte Sie um etwas Verrücktes bitten. Deshalb möchte ich, dass das bis auf Weiteres nur zwischen uns beiden bleibt. Dass Sie mit niemandem darüber sprechen. Ist das für Sie in Ordnung?"

Mein Gegenüber schaut etwas aufmerksamer, angesichts dieser umständlichen Eröffnung, und nickt langsam, bewusster als zuvor. Ja.

„Danke! Frau Arbinger, unsere Stunde ist gleich um. Ich werde Ihnen einen Termin für nächste Woche geben. Aber zuvor werde ich Ihnen sagen, was Sie bitte bis dahin tun sollen."

Sie nickt wieder und blickt mich an.

„Ich möchte, dass Sie sich an Ihren Schreibtisch setzen und Ihr bestes Briefpapier nehmen. Denken Sie an diesen fürchterlichen Streit zurück. Und dann schreiben Sie Ihrer Mutter einen Brief – so, als würde sie noch leben. Als würde sie nur gerade nicht ans Telefon gehen oder als würden Sie einfach lieber schreiben, als es mit ihr zu besprechen. Diesen Brief an Ihre Mutter stecken Sie am Ende in einen Umschlag und bringen ihn zu unserem nächsten Gespräch mit. Ist das in Ordnung?"

Frau Arbinger wirkt weiterhin aufmerksam, aber irritiert.

„Was soll das denn bringen? Sie kann es doch nicht mehr lesen?"

Ich nicke, weiß es ja selbst nicht genau, meine Idee ist in dem Moment noch immer vage.

„Das stimmt. Würden Sie es dennoch tun? Bitte?"

Wir verabreden einen Termin in der kommenden Woche.

Frau Arbinger erscheint pünktlich. Sie hält einen Briefumschlag in der Hand. Sie scheint wieder aufmerksam, wirkt zugleich nervös. Noch immer sieht sie nicht gut aus.

Sie berichtet, dass sie drei oder vier Tage gezögert habe. In dieser Zeit habe es ständig in ihrem Kopf gearbeitet, sie habe begonnen, den Brief zu formulieren, habe ihn in Gedanken entworfen. Schließlich hatte sie sich an ihren Schreibtisch gesetzt und losgeschrieben. Es sei rasch gegangen. Es seien sechs Seiten geworden. Sie habe die ganze Zeit über furchtbar geweint.

Die Nacht darauf habe Frau Arbinger nicht geschlafen, sondern immer nur an den Brief gedacht. Und immer wieder tiefste Verzweiflung gefühlt – darüber, dass die Mutter ihn nicht würde lesen können, nicht würde antworten können.

Ich nicke verständnisvoll. Nach ihren letzten Worten habe ich die Idee endlich glasklar vor Augen. Ich hoffe, ich kann sie dazu bringen, bin sehr vorsichtig.

„Das stimmt. Sie kann den Brief nicht mehr lesen. Frau Arbinger, das war eine sehr schwere Aufgabe, sie hat wehgetan."

Sie nickt.

„Frau Arbinger – würden Sie denn sagen, es war gut oder schlecht oder vollkommen egal, dass Sie diesen Brief geschrieben haben?"

Sie denkt sehr lange nach. Dann sagt sie: „Egal war es auf keinen Fall. Es war schrecklich. Aber es war auch gut, auf eine Art."

Ich bin froh über diese Antwort. Ich frage Frau Arbinger, ob sie von der Mutter noch Sachen habe. Nach und nach finde ich heraus, dass sie neben vielen anderen Dingen auch den Sekretär der Mutter in einem kleinen Zimmer stehen hat. Sogar noch Briefpapier der Mutter. Ich halte in Gedanken die Luft an, fixiere meine Klientin.

„Jetzt kommt der zweite Teil der Aufgabe. Können Sie es sich denken?"

Sie schüttelt den Kopf, verständnislos. Gut.

„Frau Arbinger, Sie haben diesen Brief geschrieben. Es war schrecklich, sagen Sie, aber auf eine Art auch gut. Leider kann Ihre Mutter den Brief nicht mehr beantworten."

Sie nickt bei jedem Satz, schaut mir in die Augen. Ich halte den Blickkontakt, rede hypnotisch, eindringlich.

„Sie haben mir oft erzählt, *wie* gut Sie beide sich kannten. Sie haben mir geschildert, *wie* nahe Sie sich standen. Wie Sie beide auch ohne Worte wussten, was die andere gerade denkt. Frau Arbinger, die restliche Therapiestunde heute findet nicht hier statt, sie findet zu Hause statt."

Ich schaue der Bäckerin noch immer in die Augen.

„Ich nenne Ihnen jetzt den zweiten Teil der Aufgabe. Er ist noch verrückter als der erste. Bitte berichten Sie auch davon vorläufig niemandem. Frau Arbinger, ich gebe Ihnen jetzt Ihren nächsten Termin. Dann gehen Sie nach Hause, direkt zum Sekretär Ihrer Mutter. Sie setzen sich. Sie nehmen diesen Umschlag mit Ihrem Brief und öffnen ihn. Sie lesen, was Sie Ihrer Mutter geschrieben haben, am Sekretär Ihrer Mutter. Dann nehmen Sie das Briefpapier Ihrer Mutter – und antworten, ohne nachzudenken."

Frau Arbinger starrt mich an, ich notiere ihr rasch den nächsten Termin und ergänze: „Wenn Sie mit Schreiben fertig sind, möchte ich, dass Sie den neuen Brief in einen Umschlag legen, diesen an sich selbst adressieren und frankieren. Dann gehen Sie direkt zum Postkasten und werfen diesen zweiten Brief ein. Verstanden?"

Sie nickt.

„Tun Sie es?"

Sie nickt.

„Dann los!" Ich stehe auf, Frau Arbinger geht zur Tür.

Ich sehe sie eine Woche später wieder: Eine andere Frau kommt in meine Praxis. Schwungvoll, aufrecht, klare Augen, mehr Tonalität in der Stimme, die Frisur ist gepflegt. Alles zusammen ein vollkommen neues Bild.

Frau Arbinger berichtet.

Sie sei nach Hause gegangen und habe sofort alles so gemacht, wie ich es ihr gesagt hatte. Saß am Sekretär, öffnete ihren eigenen Brief, las ihn. Nahm dann das Briefpapier der Mutter und schrieb.

„Ich hatte auch noch ihren Füller!", sagt sie mir und ich schlucke.

Sie habe geschrieben, ohne nachzudenken, habe keine Sekunde gezögert. Dieser zweite Brief sei viel kürzer geworden als der erste. Frau Arbinger habe direkt nach dem Schreiben diesen Brief an sich selbst in den Postkasten geworfen.

Bis hierhin berichtet sie rasch, atemlos, aufgeregt. Dann macht sie eine Pause, schaut mich lange an. Meine Augen sind längst feucht.

„Ich war in meinem ganzen Leben noch nie so aufgeregt wie am nächsten Tag! Ich habe sicher 15 Mal in unseren Briefkasten geguckt, stand die meiste Zeit hinter der Gardine und habe hinausgeschaut, wann die Postbotin endlich kommt."

Als die Post kam, hat Frau Arbinger den Brief direkt in Empfang genommen, geöffnet, gelesen. Danach hat sie wieder mehrere Stunden geweint.

„Aber es waren andere Tränen!", erklärt mir die Bäckerin. Ich fühle meine eigenen Tränen.

Einmal sehe ich sie noch, in der nächsten Woche. Es geht ihr gut. Wir müssen nicht mehr viel besprechen. Frau Arbinger ist erlöst. Von der einzigen Person, die dazu die Möglichkeit hatte.

Erläuterungen

Liebe Leserin, lieber Leser,

wenn Sie bis zu dieser Stelle die zehn ausgewählten Geschichten gerne gelesen haben, so bereitet mir das große Freude. Ich habe Begegnungen geschildert, die mich aus verschiedenen Gründen berührt haben, Momente beschrieben, an die ich mich Jahrzehnte später noch erinnere. In jeder der Geschichten lässt sich für mich auf unterschiedliche Weise erkennen, wie klug sich das Unbewusste oftmals verhält. Die Weisheit der Seele zu zeigen war mein Anliegen, und das Buch könnte deshalb hier enden.

Für die Menschen, die solche Skizzen nicht nur auf sich wirken lassen, sondern außerdem auch die Hintergründe für das therapeutische Denken und Handeln verstehen möchten, habe ich diesen zweiten Teil des Buches angefügt. In einigen kurzen Kapiteln kann, wer möchte, hier ein wenig mehr über die Prinzipien bestimmter psychotherapeutischer Vorgehensweisen erfahren.

Natürlich lassen sich Theorie und Praxis von Therapieverfahren, die man jeweils in jahrelangen Ausbildungskursen erlernt, nicht auf zehn Seiten darstellen. Ich werde Ihnen zu jedem Verfahren, das mir nahe ist, einige wesentliche Grundgedanken schildern. Darüber hinaus werde ich verschiedene ganz allgemeine Richtlinien beschreiben, die meinem therapeutischen Handeln normalerweise zugrunde liegen. Die Auswahl erfolgt ohne Anspruch auf Vollständigkeit. Ich möchte Ihnen einfach einen Blick in den therapeutischen Werkzeugkasten ermöglichen, auch wenn ich nicht auf jedes Werkzeug zu sprechen komme.

Die Auswahl, die ich treffe, ist ganz persönlich. Kolleginnen und Kollegen, die in anderen Verfahren ausgebildet sind, würden hier sicherlich vollkommen andere Grundregeln aufzählen. Ich weiß, dass sogar diejenigen, die ähnliche Therapieschulen wie ich besucht haben, nicht unbedingt genau die gleichen Regeln schildern würden.

Meine Zusammenstellung ist also in diesem Sinne ganz individuell und keineswegs „für alle Therapien und Therapeuten" zu verallgemeinern.

Therapieverfahren

Es gibt eine große Zahl sogenannter Psychotherapieverfahren. Je nachdem, wie man zählt, landet man bei einer Auflistung rasch im dreistelligen Bereich. Dies liegt zum einen daran, dass immer wieder einmal Exoten auftauchen, welche sich durch teilweise absonderlich erscheinende Vorgehensweisen als „Schulengründer" profilieren möchten. Zum anderen gibt es über die Jahrzehnte immer wieder Fortentwicklungen bewährter Methoden, die zum Teil unter neuem Namen gelistet werden.

In den gut 120 Jahren, in denen man psychotherapeutisch arbeitet, haben sich einige große Schulen dauerhaft durchgesetzt. Je nachdem, wie man zählt, findet man fünf bis acht verschiedene große Gruppierungen.

Ich möchte hier keine allgemeine Übersicht abgeben, sondern mich auf das beziehen, was ich selbst erlernt habe und anwende. Über mir fremde Verfahren zu sprechen würde diesen sicherlich nicht gerecht. Der Zweck dieses Kapitels besteht darin, meine *eigene* Vorgehensweise im Ansatz zu erläutern.

Verhaltenstherapie

Die Verhaltenstherapie ist heute die größte Psychotherapieschule, wenn man die Anzahl der in diesem Verfahren zugelassenen Psychotherapeuten zählt oder die Anzahl der Lehrstühle in Deutschland.

Der Begriff beschreibt, dass ursprünglich nur das sichtbare Verhalten Gegenstand dieses Therapieansatzes war, nur die Handlungen eines Menschen wurden „behandelt". Inzwischen ordnet die Verhaltenstherapie auch die Gedanken und die Gefühle des Menschen seinem Verhalten zu – man betrachtet heute den ganzen Menschen, außen und innen.

Eine wesentliche Säule der Verhaltenstherapie besteht aus den Lerntheorien. Ein Verhaltenstherapeut geht davon aus, dass ein Mensch, der Probleme erlebt, entweder etwas nicht gelernt hat, was er bräuchte, oder dass er etwas falsch gelernt hat, was ihm nun schadet. Entsprechend ist der Plan des Verhaltenstherapeuten daran ausgerichtet, seinem Klienten entweder dabei zu helfen, das nicht Gelernte noch zu erlernen oder aber das falsch Gelernte zu verlernen beziehungsweise zu verändern.

Im Buch finden sich für dieses Grundprinzip einige Beispiele. Angstpatienten wie Frau Ostend oder Frau Erzbrecher haben etwas Falsches gelernt: Sie handeln aufgrund der Überzeugung, dass das Verlassen des Hauses Lebensgefahr bedeute. Ihr Organismus schlägt Alarm, sobald sie nur daran denken, aus der Tür zu gehen – Haus verlassen und Panik sind „konditioniert". Diese Klienten bleiben zu Hause, vermeiden den Schrecken, bauen falsches Verhalten auf.

Das Gemeine ist: Dieses falsche sogenannte Vermeidungsverhalten wird jedes Mal belohnt – dadurch, dass die Angst sich verringert, wenn man zu Hause bleibt. Immer wenn ein Klient mit Agoraphobie daran denkt, das Haus zu verlassen, fühlt er sich schrecklich. Immer wenn er sich entscheidet, doch nicht zu gehen, fühlt er sich besser. Er belohnt sich unabsichtlich für das Vermeiden, wodurch das Vermeiden immer stärker gelernt, immer stärker verinnerlicht wird.

Um dieses falsche, schädliche Verhalten zu verändern, genügt es nicht, dem Klienten das Problem zu schildern. Auf einer tieferen Ebene wissen Angstpatienten durchaus, dass sie übertrieben reagieren – sonst würden sie sich ja keine Veränderung wünschen. Möchte man ihnen helfen umzulernen, muss man gemeinsam mit ihnen das Haus verlassen. Nur wenn ein Klient *erlebt*, dass nichts Schreckliches passiert, wird er wirklich neu lernen und sein Verhalten mittelfristig verändern.

Ein typisches Element der Verhaltenstherapie ist, dass man diese Zusammenhänge dem Klienten ausführlich und transparent erläutert. Dadurch möchte man ihn dafür gewinnen, etwas zu tun, vor dem er sich seit manchmal Jahren oder Jahrzehnten fürchtet, weil er es für zu bedrohlich, ja sogar lebensgefährlich hält.

Manche Klienten müssen nicht umlernen, müssen nicht verlernen und neu lernen. Manche müssen auch lernen, Verhalten aufzubauen, das sie bisher nicht beherrscht haben. Menschen beispielsweise, die sich nicht abgrenzen können, die immer überall *Ja* sagen, um nicht anzuecken, müssen gemäß den Annahmen der Verhaltenstherapie lernen, wie sie wirkungsvoll *Nein* sagen können. In der Verhaltenstherapie werden dazu Übungen durchgeführt, zunächst mit der Therapeutin oder dem Therapeuten im geschützten Rahmen der Praxis, später in Form von Hausaufgaben im echten Leben. Neues Verhalten wird also ganz pragmatisch trainiert.

Systemische Therapie

Die systemische Therapie ist eine Form der Familientherapie. Die Familie wird als „System" betrachtet, als Gruppe von miteinander durch Kommunikation verbundenen Personen. Da es auch andere solche Gruppen gibt, zum Beispiel ein Arbeitsteam, spricht man von systemischer Therapie und nicht von Familientherapie.

Systemische Therapeuten bezeichnen den Klienten als *Indexpatient*, was bedeutet, er ist jemand, der anzeigt, dass etwas im System nicht in Ordnung ist. Manchmal nennt man ihn auch *Symptomträger*, was bedeutet, er hat eine Rolle übernommen: eben das Symptom – stellvertretend für alle – zu tragen.

Aus dieser Annahme folgt zunächst, dass der Klient, egal, wie ungewöhnlich oder auffallend sein Verhalten auch sein mag, nicht krank ist. Das Symptom hat vielmehr eine bestimmte Funktion im System. Daraus folgt weiterhin, dass man im Idealfall nicht mit einem einzelnen Klienten arbeitet, sondern die ganze Familie einlädt – zunächst, um die Funktion des Symptoms im Zusammenhang zu verstehen, dann auch, um das Verhalten der Familienmitglieder so zu beeinflussen, dass die Existenz eines Symptoms nicht mehr notwendig ist.

Die Idee ist also: Ändert sich die Interaktion, also der Umgang und die Kommunikation der Familie, dann ändert sich auch der Indexpatient, das Symptom verändert sich oder verschwindet.

Diese Interaktion der Familie kann man durch Fragetechnik thematisieren und in Bezug zum Symptom setzen: Wie reagiert Oma Ottilie, wenn Enkelin Esther das Essen verweigert? Was würde Großvater Gustav sagen, wenn Ottilie nicht mehr von einer Krankheit, sondern von einer Auflehnung ausgehen würde?

Man kann die Interaktion der Familie auch beeinflussen, indem man wiederkehrende Muster unterbricht („Bitte zeichnen Sie den nächsten Streit auf Tonband auf") oder um neue Möglichkeiten ergänzt („Papa Paul soll bitte in den nächsten sechs Wochen mit Sohn Silas jeden Samstag etwas zusammen unternehmen") – die Vorgehensweisen sind vielfältig.

Ein kleines, relativ einfaches Beispiel finden wir in der Geschichte des „Rettenden Rückfalls". Das Symptom der Agoraphobie trat auf, als der Partner von Frau Erzbrecher mit der Schichtarbeit begann und das Paar erste Streitigkeiten darüber entwickelte. Als die Therapie Fortschritte machte, das Symptom zunehmend verschwand und Frau Erzbrecher ihr Leben wieder zu genießen begann, wurde die Beziehung dadurch belastet. Prompt kam das Symptom zurück, vielleicht um die Beziehung zu retten. Während ich zunächst nur verhaltenstherapeutisch vorging, also nur die Klientin im Blick hatte, erweiterte ich nach dem „Rückfall" die therapeutische Perspektive, um zu verstehen, welche Funktion der Rückfall haben könnte. Indem ich an dieser Stelle den Partner mit dazuholte und durch eine – wenn auch recht brachiale – Methode versuchte, sein eifersüchtiges Verhalten zu blockieren, habe ich die bisher üblichen Interaktionsprozesse des Paares unterbrochen und verändert.

Hypnotherapie

Trance ist eines der ältesten Heilverfahren der Welt. Völker auf allen Kontinenten haben zu allen Zeiten Rituale zur Heilung von seelischen und oft auch körperlichen Problemen entwickelt, bei denen Trance erzeugt wird.

Es gibt viele Mythen über Hypnose. Diese stammen zum großen Teil von dem Bild, welches man durch sogenannte Showhypnose oder Bühnenhypnose aus dem Fernsehen oder dem Varieté kennt. Der Hypnotiseur bringt andere Personen dazu, in einer Trance zur Belustigung des Publikums irgendetwas Merkwürdiges oder unmöglich Erscheinendes zu tun. Vorurteile wie „Fremdkontrolle" und „Manipulation" stammen aus diesem Bereich. Darauf gehe ich hier nicht weiter ein.

Was ist heilsam an Trance?

Kurz gesagt wird in Trance der Kontakt zum Unbewussten des Menschen ermöglicht. Wie schon in der Einleitung dieses Buches geschildert, ist dieses Unbewusste aus Sicht vieler moderner Therapieverfahren eine Quelle von Klugheit. „Das Unbewusste" ist natürlich eine Verdinglichung, man könnte es auch Intuition oder „verborgenes Wissen" nennen. Im Trancezustand fällt es jedenfalls leichter, mit diesem Teil einer Person zu kommunizieren.

Kommunikation verläuft bekanntlich in zwei Richtungen: Wir können dem Unbewussten etwas mitteilen oder ihm etwas auftragen. Dies nennt man „Suggestion", die alberne Form davon findet sich in der erwähnten Bühnenhypnose wieder. Auch in der autoritären Form der Hypnose werden Dinge suggeriert. Wenn ein Kunde zu einem Hypnotiseur geht, um nicht mehr zu rauchen, wird dieser zum Beispiel suggerieren, also dem Unbewussten einflüstern, „die Zigarette wird in Zukunft wie Pferdemist schmecken". Das funktioniert – wenn der Kunde danach rauchen will, schmeckt es ekelhaft, er kann auf diese Art und Weise aufhören zu rauchen. Die Forschung zeigt jedoch, dass dies meistens nicht lange anhält. Gleich erkläre ich, warum.

Nun kann man dem Unbewussten nicht nur etwas mitteilen, man kann auch etwas von ihm erfahren. Weiterhin kann man es bitten, sich um bestimmte Dinge zu kümmern. In der Geschichte von Isabelle, die mit dem Rauchen trotz ihrer Schwangerschaft nicht vollständig aufhören konnte, schildere ich die Anwendung einer solchen Strategie. Ich erzähle diese Geschichte oft, um den Unterschied zwischen Hypnose und Hypnosetherapie zu erläutern. Wie Sie sich bestimmt erinnern, frage ich in Trance den Teil von Isabelle, der es für richtig hält, dass sie raucht, nach den Gründen für das Rauchen. Wie sich herausstellt, ist der wichtigste Grund, den symbolischen Kontakt zum geliebten toten Vater zu halten. Später bitte ich alle ihre inneren Teile, neue Wege zu entwickeln, um diesen Zweck des Rauchens in anderer Weise zu erfüllen.

In der autoritären Hypnose gibt der Hypnotiseur die Lösung vor, zum Beispiel „Zigaretten schmecken ab jetzt wie Pferdemist". Die Sitzung verläuft für jeden Klienten mehr oder weniger gleich. Der Klient empfängt das Kommando und setzt es zunächst gehorsam um. Jedoch nimmt der Hypnotiseur dem Klienten etwas Wichtiges weg, nämlich die Zigarette – im Allgemeinen, ohne es durch etwas anderes zu ersetzen. Gewichtszunahme ist also kein Wunder und ein Rückfall naheliegend – schließlich *fehlt* etwas, was eine Bedeutung hatte, die Lücke muss gefüllt werden.

Hypnotherapie dagegen ist anders. Der Therapeut führt den Klienten durch eine Reihe von Schritten und nützt dabei die Trance, damit ihm diese Schritte leichter fallen. Die Lösungsgedanken, und das ist entscheidend, kommen in diesem Fall vom Klienten, nicht vom Therapeuten. Die Sitzung verläuft daher für jeden Klienten innerlich vollkommen anders ab, da jeder völlig andere Gründe hat, um zu rauchen.

Das macht Hypnotherapie zu einer Methode, die es dem Klienten ermöglicht, in Kontakt mit seiner eigenen inneren Klugheit zu kommen – und sich so selbst weiterzuentwickeln.

Durch die Hypnotherapie wird außerdem nichts weggenommen, es werden neue, zusätzliche Möglichkeiten hinzugefügt. Es entsteht keine Lücke, es entsteht mehr Reichtum, mehr Auswahl. Die Ergebnisse bereichern, anstatt einzuschränken.

Deshalb, und weil die Lösungen vom Klienten selbst kommen, sind die Ergebnisse stabil.

Strategische Therapie

In der Strategischen Therapie werden Muster der Klienten betrachtet. Eine Vermutung in der strategischen Denkweise besagt: „Die Lösung ist das Problem." Damit wird ausgedrückt, dass das Problem, mit dem der Klient in die Therapie kommt, in vielen Fällen ein missglückter Lösungsversuch für ein anderes Problem ist.

Aus dieser Perspektive ist das Rauchen von Isabelle ein – schlechter, weil schädlicher – Versuch, in Verbindung mit ihrem verstorbenen Vater zu bleiben. Der schon angeführte Rückfall von Frau Erzbrecher stellt einen – ebenfalls schlechten – Versuch dar, die Beziehung zu stabilisieren. Frau Römer, die ihren Mann ständig bedrängt, lockerer zu werden, trägt mit diesem Verhalten – ohne es zu wollen – dazu bei, dass dieser immer verkrampfter wird.

In der strategischen Therapie geht es deshalb darum, die fehlerhaften Lösungsversuche zu verhindern, sodass der Klient oder auch das Paar oder die Familie gezwungen werden, etwas anderes zu tun.

Mischung

Als ich diese verschiedenen Therapieformen kennenlernen durfte und meine Ausbildungen zum Teil parallel machte, war ich oft konfus, weil ich mich fragte, ob ich gerade verhaltenstherapeutisch oder familientherapeutisch oder sonst wie gearbeitet hatte.

Heute weiß ich, dass diese Trennung für mich anfangs wichtig war, damit mein Vorgehen für mich selbst strukturiert, zielorientiert und planbar sein konnte. Später jedoch verschwand diese Trennung, unter anderem deshalb, weil oft eines ins andere übergeht. Eine meiner heutigen Leitlinien lautet, erst mal einfach anzufangen – denn oft genügt das schon, und das Leben ist sowieso schon kompliziert genug.

Im Fall von Frau Ostend, die wegen ihrer Agoraphobie 25 Jahre lang das Haus nicht mehr alleine verlassen hatte, genügte im Prinzip ein klares, verhaltenstherapeutisches Vorgehen. Wenn wir dagegen das Beispiel von Frau Erzbrecher anschauen, die „erst" seit drei Jahren nicht mehr aus dem Haus ging, sehen wir: Die Verhaltenstherapie alleine genügte nicht. Auch sie zeigte die Symptome einer Angststörung – dazu passte die Verhaltenstherapie, weshalb wir auch hier damit begonnen haben. Sie wirkte auch – bis es ihr „zu gut ging" und sie „zurückfiel", einen Rückfall hatte. Als wir daraufhin die Perspektive erweiterten und auf die Paarbeziehung schauten, bekam das Symptom einen Sinn: Es stabilisierte die Beziehung. Deshalb habe ich den Partner zum gemeinsamen Gespräch eingeladen, um „im System", hier also in der Partnerschaft, die Interaktion zu verändern. In dieser Sitzung habe ich mich im Umgang mit Herrn Doruk beim Vermitteln der Kernbotschaft sehr bewusst auf meine Fähigkeit zur „Hypnotischen Kommunikation" konzentriert: Ich wollte seine volle Aufmerksamkeit, ich wollte meine Botschaft so wirkungsvoll wie möglich platzieren. Darüber hinaus kann man meine Intervention – dem Partner zu suggerieren, dass Eifersucht mit mickrigem Selbstbewusstsein zu tun habe, und gleichzeitig nonverbal eine zweite Bedeutung von „mickrig" zu kommunizieren – als strategisches Vorgehen bezeichnen. Dabei lag das Ziel der Strategie darin, sein eifersüchtiges Verhalten für ihn schwieriger zu machen und im besten Fall zu stoppen.

In ähnlicher Weise ließen sich viele Beispiele in diesem Buch und sicher auch fast jede Therapiesitzung der letzten Jahre aufschlüsseln: Die therapeutische Mischung ist bei jedem einzelnen Klienten der Besonderheit dieses Menschen und seiner spezifischen Situation anzupassen.

Daumenregeln und Grundgedanken

Das Kapitel zuvor schilderte die therapeutischen Schulen in groben und recht abstrakten Zügen. In diesem Kapitel schildere ich ergänzend dazu einige ganz konkrete Grundregeln, nach denen ich vorgehe – ebenso wie die Kollegen, die ähnlich arbeiten.

Es geht um „Heurismen", Daumenregeln, keine festen Gesetze. Mit Menschen kann man nicht arbeiten wie mit Maschinen. Beim Radwechsel kann man vom Prinzip her immer gleich vorgehen: Muttern lockern, über Kreuz, sie dann lösen, beiseitelegen, altes Rad runternehmen, mit dem neuen Rad die Schritte in umgekehrter Reihenfolge durchführen. Ähnliches gilt für das Backen eines erfolgreichen Käsekuchens: Hat er einmal geschmeckt, verwende ich das gleiche Rezept immer wieder.

Menschen sind glücklicherweise alle unterschiedlich – hier kann man nicht immer gleich „schrauben". Deshalb ist der therapeutische Prozess jedes Mal anders: Man muss hier mit Versuch und Irrtum arbeiten.

Die aufgezählten Daumenregeln sind nur eine Auswahl, sicherlich gibt es viele weitere. Nicht alle sind einem vermutlich als Psychotherapeut selbst bewusst. Mit diesen Erläuterungen will ich die unterschiedlichen, manchmal vielleicht etwas exotisch erscheinenden Vorgehensweisen, die ich geschildert habe, ein wenig transparenter machen.

Widerstand als Botschaft

Als Psychotherapeut hat man eine Hypothese, eine Annahme darüber, was „los" sein könnte. Man stellt sein Verhalten auf diese Hypothese ein – und je nachdem, was sich beim Klienten verändert, erfährt man etwas über die Richtigkeit oder vielleicht auch nur Nützlichkeit dieser Hypothese. Man arbeitet also immer orientiert am Feedback.

Manche Therapieschulen verwenden das Konzept vom „Widerstand" des Klienten: Dieser widersetze sich aktiv dem Therapeuten, aus verschiedensten Gründen wolle er am Symptom festhalten. Diese Idee gilt in der systemischen wie auch der Hypnotherapie als nicht hilfreich. Ich persönlich empfinde das Konzept als respektlos, da es dem Klienten unterstellt, er wolle nicht „wirklich" wieder heil werden. Zudem schiebt das Konzept vom „Widerstand" die Gründe für therapeutische Probleme alleine dem Klienten in die Schuhe.

In meinen Ausbildungen habe ich gelernt: „Widerstand" ist ein Zeichen dafür, dass der Therapeut etwas übersehen hat beziehungsweise seine Methoden oder sein Tempo nicht zum Klienten passen. Widerstand ist deshalb lediglich eine mögliche Form des Feedbacks vom Klienten zum Therapeuten und bedeutet: Wenn mein Klient für mich sperrig wird, habe *ich* wohl etwas falsch gemacht.

Lösungsorientierung

Dies ist die vermutlich wichtigste Regel überhaupt. Lösungsorientiert zu arbeiten ist mehr als nur eine Regel, es ist eine therapeutische Haltung. Sie unterscheidet sich bewusst von einer aus der Medizin stammenden Pathologieorientierung. Freud war Arzt, und Ärzte schauen im Allgemeinen auf das Problem, sie betrachten die Pathologie, die Krankheit.

Nun arbeite ich in Deutschland zwar im System der Krankenkassen, diese bezahlen für die Therapie, jedoch habe ich in über 30 Jahren noch nie einen „Kranken" gesehen. Natürlich begehe ich keinen Kassenbetrug: Alle Symptome, für deren Therapie wir bei der Kasse einen Antrag auf Kostenübernahme stellen, sind als Zeichen bestimmter psychischer Krankheiten definiert. Auch wenn man heute politisch korrekt von Störungen spricht, ist es doch so, dass die Krankenkassen nur für die Behandlung von Krankheiten bezahlen.

In meinem Verständnis sind die Menschen jedoch nicht krank. Wenn Frau Ostend oder Frau Erzbrecher einmal glauben, dass sie draußen vor der Tür sofort sterben könnten, ist es absolut vernünftig, wenn sie in der Folge nicht mehr vor die Türe gehen. Wenn diese Phase bei Frau Ostend 25 Jahre dauert, ist das nicht krank, sondern tragisch.

Wenn Nadja eine innere Stimme hört, die ihr befiehlt, ihr Bein mit der Schere aufzuschneiden, ist das nicht krank, sondern stellt im größeren Zusammenhang betrachtet eine geniale Lösung dar für ein entsetzliches Problem. Indem sie „verrückt" wird, entkommt sie der Pflegefamilie und nimmt dabei alle Schuld auf sich, bewahrt das Ansehen des Pflegevaters und schützt dessen Familie.

Die Haltung eines lösungsorientierten Therapeuten ist also, anzunehmen, dass Symptome sinnvolle Funktionen haben. Mit dieser Haltung ist es ihm möglich, Klienten als Kunden zu betrachten und mit ihnen gemeinsam nach neuen Lösungen zu suchen. Dabei ist es nicht zwingend nötig, sich mit dem Problem oder gar mit der Herkunft des Problems zu beschäftigen. Es geht vielmehr darum, zu schauen, was der Kunde konkret tun kann, damit es ihm besser geht.

Das wird am besten an Lothars Geschichte deutlich: Lösungsorientierung heißt, nicht zu fragen, *warum* Lothar trinkt. Es ist nicht einmal wichtig, zu analysieren, wie es zum letzten Rückfall kommen konnte. Radikale Lösungsorientierung heißt, zu fragen, wann Lothar zuletzt – auch wenn es kein guter Tag für ihn war – *nicht* getrunken hat, und diese Information in die Zukunft zu transportieren: „Do more of that!" Mach das, was funktioniert, öfter!

Sackgassen versperren

Dieses Prinzip ist ganz klar eine wesentliche und zugleich simple Grundregel. Wenn Menschen sich in ein bestimmtes Verhalten oder in bestimmte Gedanken verrannt haben, stecken sie manchmal in Sackgassen und kommen dort von alleine nicht heraus.

Eine therapeutische Daumenregel ist daher, solche Sackgassen zu erkennen und zu versperren.

Die Zahl 13 zu vermeiden, oder öffentliche Plätze oder Fehler, führt in eine Sackgasse. Dieses Vermeidungsverhalten fühlt sich zwar kurzfristig gut an, weil man dem Stress aus dem Weg geht, langfristig engt es das Leben jedoch ein. Indem ich einen solchen Klienten dazu bringe, um 13 nach sieben aufzustehen, oder ihn gewissermaßen zwinge, Fehler zu machen, verschließe ich den Weg in die Sackgasse – sie müssen Neues ausprobieren.

Möglichkeiten erweitern

Das Prinzip des Erweiterns der Möglichkeiten ist mit dem Versperren von Sackgassen eng verbunden. Während wir dort hinderliche Wege verschließen, versuchen wir hier, neue Wege zu öffnen.

Ein anschauliches Bild dafür ist die Technik aus der *SmokeX®*-Methode[1]. In Trance werden für jeden Zweck, den das Rauchen erfüllt, drei neue Möglichkeiten gefunden: Wie erreiche ich Gleiches, aber mit anderen Mitteln? Wer vier Wege kennt, um zum Ziel zu kommen, wird bestimmt nicht mehr den schädlichen, ungeliebten Weg des Rauchens wählen.

Der Schwiegermutter stets zu gehorchen ist für Frau Jonas ein klarer Befehl aus ihrer eigenen Kindheit: Sei stets respektvoll und höflich zu Erwachsenen. Dieser Gehorsam führt letzten Endes zu ihrem gelähmten Arm – wenigstens der Arm verweigert den alten Befehl. Frau Jonas direkt und verbal zum Brechen dieser starren Regel aufzufordern wäre vermutlich schwierig. Indem ich Termine ausschließlich zur von der Schwiegermutter vorgeschriebenen Mittagessenszeit vergebe, indem ich fordere, dass die Klientin nach der Therapie in der Eisdiele über das Gespräch nachdenkt, indem ich ihr erlaube, im geschützten Rahmen der Therapie über die Konstellation zu Hause zu sprechen, bringe ich Frau Jonas dazu, die bisherigen Regeln zu brechen – unter anderem, indem ich sie durch therapeutische „Regeln" ersetze, die ich extra dafür aufstelle.

Der Gedanke, sich mit der geliebten Mutter vor ihrem Tod nicht mehr ausgesprochen zu haben, quält Frau Arbinger. Ganz offensichtlich ist eine solche Aussprache für immer unmöglich, schließlich ist die Mutter tot. Frau Arbinger sitzt in der Falle folgender Annahmen: „Wir hätten uns aussprechen müssen!", „Aussprachen müssen durch Reden erfolgen!", „Die Mutter kann mir nicht mehr antworten!" Ich erweitere die beiden letzten Annahmen, indem ich mehr

---

[1] Die SmokeX®-Methode wurde von Wilhelm Gerl entwickelt und ist bei dem Deutschen Patentamt registriert und geschützt.

Möglichkeiten anbiete: „Anstatt zu reden, kann man auch schreiben" und „Wer so vertraut ist, wie Sie es waren, der kann auch authentisch für die Mutter antworten". Somit entstehen neue Möglichkeiten, das Problem zu lösen.

Nützen, was da ist

Von Milton H. Erickson, dem Vater der Hypnosetherapie und Urahn vieler moderner Therapierichtungen, stammt der Gedanke, das zu nützen, was von den Klienten in die Therapie mitgebracht wird. Er liebte es, gerade die vermeintlichen Schwächen und Probleme so einzusetzen, dass sie zum Teil der Lösung wurden. Dieses Prinzip nannte er Utilisation.

Die schon angesprochene jahrzehntelange Vertrautheit von Frau Arbinger und ihrer Mutter ist eigentlich eine klare Stärke. Sie wird jedoch zum Auslöser für die anhaltende Trauer Frau Arbingers, als ihre Mutter gerade nach dem einmaligen, aber heftigen Streit stirbt. Sie hat das Gefühl, dass dieser Streit alles Gute, was da war, überschattet. Der Mutter zu schreiben und für diese zu antworten nützt die vorhandene Besonderheit der großen Nähe – jemand, der so eng verbunden war mit der verstorbenen Person, kann diese Aufgabe leichter erfüllen als jemand, der nie eine solche Nähe hatte.

Als das Unbewusste von Frau Erzbrecher sie zurück in ihre Agoraphobie fallen ließ, um die größer werdenden Konflikte mit ihrem türkischstämmigen Freund zu vermeiden, ist dessen Auffassung über die Rollen von Mann und Frau, seine Idee von Männlichkeit, seine Eifersucht, ein zentraler Bestandteil des Problems. Indem ich das große Bedürfnis, wirklich männlich zu sein, mit dem Bild verknüpfe, wirklich souverän zu sein, spanne ich dieses starke Motiv vor den Karren für die Veränderung.

Herr Vogel war Jahre vor seinen Problemen mit Essig schon bei mir wegen seiner Probleme mit der Zahl 13. Ich nütze deshalb meine Vorkenntnis über ihn: Er weiß genau, wie er das mit der 13 in den Griff bekommen hat. Ich nütze außerdem die Eigenschaften einer Person mit zwanghaften Verhaltensmustern: Sie macht alles gründlich und ordentlich. Als ich ihm also als „einzigen Satz zur Therapie des Essigproblems" sage, dass er dieses Thema genauso in den Griff bekommt wie das Problem mit der 13 vier Jahre zuvor, baue ich auf dem auf, was vorhanden ist, und vertraue darauf, dass dies genügt.

„Sei spontan!"-Paradoxie

Erst beim Schreiben der zehn Geschichten wurde mir bewusst, wie häufig das „Sei spontan!"-Problem in Therapien auftaucht. Es scheint so, als stellte diese Paradoxie einen besonders sicheren Weg in eine Sackgasse dar.

Es gibt Phänomene, die nur spontan auftreten, also von alleine. Das tun sie sehr verlässlich, wenn man sie nicht erwartet. Will man ihr Auftreten hingegen erzwingen, bleiben sie genauso verlässlich aus – für dieses unbedingte Wollen steht das Ausrufezeichen im Ausdruck: „Sei (auf Kommando, jetzt sofort) total spontan!" Eben dies funktioniert gerade dann nicht. Dabei ist es egal, ob man das Verhalten von sich selbst fordert oder es von jemand anderem verlangt.

Klassische Beispiele dafür sind Einschlafen, Erektion, Orgasmus, sich verlieben – all dies geschieht normalerweise von selbst. Je mehr ich mich jedoch anstrenge, einzuschlafen, eine Erektion oder einen Orgasmus zu bekommen, mich endlich mal so richtig zu verlieben, desto weniger klappt es.

Frau Römer, die von ihrem Mann fordert, endlich mal locker zu sein, trägt zu seiner fehlenden Lockerheit bei. Entweder er versucht zu gehorchen und verkrampft, oder er ist genervt und auch deshalb nicht locker. Ein Klient, der bei jeder neuen Frauenbekanntschaft überprüft, ob „bereits Herzklopfen und Schmetterlinge im Bauch auftreten wie damals bei Christina", macht sich selbst spontanes Verlieben unmöglich.

Als Therapeut sollte man wachsam sein für solche Strukturen, denn oft ist der Kampf gegen ein Symptom Teil dessen, was das Symptom aufrechterhält. Auch für den Therapeuten selbst können daraus Fallen entstehen. Ein Klient sagte im Erstgespräch, er komme zu mir, um nicht mehr rot zu werden. Ich habe ihm gesagt, dass ich das nicht bewirken kann – ich könne ihn lediglich dabei unterstützen, dass ihm das Rotwerden nichts mehr ausmache. Dies fand er kein gutes Ziel. Hätte ich mit ihm gegen das Rotwerden gekämpft, wäre ich gemeinsam mit ihm in die Falle der „Sei spontan!"-Paradoxie gegangen. Umgekehrt wird jemand, dem es nichts mehr ausmacht, rot zu werden, mittelfristig seltener rot ...

Manchmal lässt sich das Phänomen auch positiv therapeutisch nutzen. Verhaltenstherapeuten gehen mit Höhenangst-Klienten zur Konfrontation mit der Angst auf einen Turm. Dort fragen sie, wie groß die Angst ist, und auf die Antwort „9 von 10 Punkten!!!" sagen sie etwas wie: „Dann versuchen Sie jetzt mal, sich zu beruhigen!" Das ist nicht sinnvoll, denn jetzt kämpfen beide angestrengt darum, etwas zu erreichen, was der Klient ja eben noch nicht gut kann. Wenn es dann nicht klappt, hat der Klient das Gefühl zu versagen, oder die Angst wird noch größer, weil er merkt, dass etwas nicht klappt. Besser sagt der Therapeut an dieser Stelle ganz begeistert: „Super! Genau das ist das Ziel – dass Sie sich hier oben Ihrer Angst stellen! Bitte versuchen Sie mal für einen kleinen Moment, die Angst noch weiter zu steigern, möglichst bis auf 10!" Jetzt kann der Klient nur gewinnen: Geht die Angst wirklich auf 10, kooperiert er und befolgt die Anweisung des Therapeuten; geht die Angst nicht nach oben, wird es ihn auch nicht wirklich stören. Tatsächlich sagen 90 Prozent der Menschen, die ich um die Steigerung ihrer Angst bitte: „Das kann ich nicht!" Und wenn ich sie dann dränge – „Los! Strengen Sie sich an!" („Seien Sie spontan!") –, sagen sie meist relativ rasch, halb trotzig, halb glücklich: „Jetzt ist die Angst auf 8 runtergegangen!"

Man kann eben auf Kommando die eigene Angst nicht herbeirufen oder sie erhöhen ...

Als Frau Ostend zum allerersten Mal seit 25 Jahren alleine zum Gartentor geht, um dort ganz absichtlich Angst zu bekommen, erlebt sie etwas Ähnliches: Als sie Angst bekommen möchte, taucht diese prompt nicht auf.

Hypnotische Kommunikation

Hinter dieser Wortkombination steckt die Idee, dass sich Therapeuten über die Wirkung ihrer Formulierungen bewusst sein sollten. Mein oben geschildertes Beispiel – „Versuchen Sie, sich zu beruhigen" versus „Versuchen Sie, die Angst noch zu steigern" – steht nicht nur für den Umgang mit der „Sei spontan!"-Paradoxie. Es steht auch für den bewussten Umgang mit Sprache.

Das Wort „versuchen" enthält eine Implikation, eine verborgene Information: Wenn man etwas versucht, kann es klappen, es kann aber auch scheitern. Sage ich „Versuchen Sie, sich zu beruhigen", ist die Möglichkeit des Scheiterns zwischen den Zeilen enthalten und bringt dem ängstlichen Menschen noch mehr Angst. „Versuchen Sie, die Angst zu steigern" enthält ebenfalls die Möglichkeit des Scheiterns – diesmal hat das Scheitern aber eine andere, angenehmere Richtung.

Eine klassische Frage, die manche Therapeuten mit ihren Klienten bearbeiten, ist aus meiner Sicht wenig nützlich: „Weshalb ist Lothar Alkoholiker?" Diese Fragestellung enthält gleich mehrere Implikationen, zum Beispiel: „Nur wenn wir die Antwort finden, kann er aufhören zu trinken", „Etwas (oder jemand) ist schuld daran, dass Lothar trinkt!"

Was passiert, wenn wir die Antwort niemals finden? Was bringt es, wenn wir einen Schuldigen finden, und was bewirkt es?

Ich habe Klienten kennengelernt, die durch ihre Therapie in eine Opferrolle geraten sind: Opfer der Kindheit, Opfer der Eltern. Die Warum-Frage kann Familien zerstören, weil die Frage nach Schuld mitschwingt und Vorwürfe daraus resultieren können – während sie nicht einmal dabei hilft, weniger zu trinken!

Steve de Shazers Frage „Wann hast du es zuletzt geschafft, dich nach einem beschissenen Tag dennoch nicht zu betrinken?" enthält eine ebenfalls wichtige Implikation, nämlich: Es gibt Ausnahmen vom Problem! Und: Es hängt auch von mir selbst ab, dass etwas Gutes entsteht! Wenn er daraufhin fragt: „Was hast du an *dem* Tag anders gemacht als sonst?", ist darin ebenfalls eine grundsätzliche

Botschaft enthalten: Du bist kein Opfer – du kannst täglich *selbst* Einfluss nehmen auf deine Situation!

Hypnotische Kommunikation benötigt also keine Trance. Suggestionen sind in alltäglichen Dialogen enthalten, und ich bin froh, dass ich durch die Hypnoseausbildung meine Ohren und meine Zunge dafür schärfen konnte. Fragen können Klienten zu passiven Opfern machen, Fragen können sie aber auch dazu bringen, Verantwortung zu übernehmen und aktiv zu werden.

Dies ist nur ein Ausschnitt aus dem großen Feld der hypnotischen Kommunikation. Ein anderer Aspekt, den ich an verschiedenen Stellen im Buch aufgegriffen habe, betrifft die Steuerung der Aufmerksamkeit. Wenn ich eine wichtige Botschaft präsentiere, dann möchte ich dafür die *volle Aufmerksamkeit* des Empfängers sicherstellen. Ich versetze die Menschen dafür nicht in Trance, möchte aber doch erreichen, dass sie durch nichts abgelenkt werden, damit die Botschaft sie auch wirklich erreicht.

Wenn ich Lothar also anschreie und dabei genau weiß, dass dies überhaupt nicht zu unserem Umgang und zu unserer Freundschaft passt, bin ich sicher, dass er für das, was ich inhaltlich sage, vollkommen offen ist – denn er will verstehen, was plötzlich los ist.

Würde ich Herrn Doruk gleich am Anfang des Gesprächs trocken und sachlich sagen: „Ich habe gehört, Sie sind eifersüchtig, wenn Ihre Freundin ohne Sie ausgeht. Das bedeutet, dass Sie ein sehr geringes Selbstbewusstsein haben", würde dies nichts bewirken. Schließlich bin ich zu Gesprächsbeginn der Unbekannte, den seine Freundin seit Wochen trifft, um persönliche Dinge zu besprechen – sowieso schon eine schwierige Situation. Außerdem bin ich Akademiker und werde manchmal nur deshalb von anderen Menschen abgelehnt – vielleicht, um einer erwarteten Ablehnung zuvorzukommen. Er würde mich also sehr wahrscheinlich sofort abwerten, um meine Aussage abzuwerten. Ich muss deshalb erst eine Stunde daraufsetzen, sein Vertrauen zu gewinnen, damit ihm wichtig wird, was ich zu sagen habe. Außerdem muss ich es spannend machen („Das Bild, das ich durch die Erzählungen Ihrer Freundin von Ihnen hatte, passt gar nicht zu dem sympathischen Mann, der hier sitzt"), damit er sich voll auf die Botschaft konzentriert, die ich für ihn habe.

Erleben, nicht nur reden

Menschen werden nicht von Logik berührt und nicht von Theorien. Ich bin selbst ein logisch denkender Mensch, sodass ich diesen Umstand oft bedaure – dennoch ist es eine Tatsache. Daraus folgt für therapeutisches Handeln: Es nützt nicht viel, etwas nur zu erklären. Besser ist immer, es auch zu erleben.

Die Therapieforschung sagt, dass das Erleben des Problems innerhalb der Therapiestunde einen der wesentlichen Faktoren darstellt, damit Therapie gut wirkt.

Würde ich Frau Römer bloß erklären, dass durch ihr Drängen zu „mehr Lockerheit" ihr Mann nicht lockerer wird, würde sie das wahrscheinlich rasch wieder vergessen. Das Paarsystem wäre nicht besonders stark erschüttert. Indem ich sie aber fünf Minuten lang fast zur Weißglut bringe mit meiner Forderung, doch mal „ganz spontan, aber authentisch locker zu sein", erlebt sie am eigenen Leib, was eine solche Forderung bewirkt. Ich hoffe, dass ich damit nachhaltiger zu einer Veränderung beitragen konnte als durch einen Kurzvortrag.

Auch mit dem Manager Herrn Gruner könnte ich mit schlauen Dialogen und klugen Argumenten herausarbeiten, dass ein kleiner Fehler nicht immer gleich riesige Katastrophen auslöst. Er würde Gegenargumente bringen, Gegenbeispiele, wir würden lange diskutieren. Vielleicht würde er am Ende grundsätzlich zustimmen, dass er einen viel zu großen Aufwand wegen befürchteter Katastrophen betreibe, die doch niemals eintreten. Irgendwo in sich drinnen weiß er das aber schon – ich würde ihm also nichts wirklich Neues vermitteln. Aber nach Tagen des Zitterns und nach einer schlaflosen Nacht den gefürchteten „Fehler" zu begehen und zu erleben, wie sich alles in Wohlgefallen auflöst, bewirkt einen spürbaren Unterschied für ihn. Den Kontrast zwischen seiner extremen Angst und der kaum sichtbaren Folge des „Fehlers" am eigenen Leib zu spüren bewirkt, dass er viel tiefer erkennt, wie übertrieben seine Besorgnis war – und er kann sein Verhalten verändern.

Psychologe, Psychotherapeut, Psychiater?

Viele Menschen verwechseln diese drei Berufsbezeichnungen beziehungsweise werfen sie in einen Topf. Aus diesem Grund folgen hier die wesentlichen Kennzeichen zur klaren Unterscheidung.

Ein Psychologe verfügt über ein abgeschlossenes Psychologiestudium an einer Universität. Er kann nach dem Studium Unternehmensberater werden oder Forscher für unterschiedliche Arten von Firmen, er kann als Schulpsychologe Lehrer und Eltern beraten – und vieles andere mehr. Er kann sich aber auch dafür entscheiden, eine Weiterbildung zum Psychotherapeuten zu absolvieren.

Der zweite Weg, um Psychotherapeut zu werden, ist das Medizinstudium. Auch ein Arzt hat die Möglichkeit, sich im Anschluss an sein Universitätsstudium in vielen Fachrichtungen fortzubilden. Er kann Orthopäde werden oder Gynäkologe oder Augenarzt – oder sich zum Psychotherapeuten weiterbilden lassen.

Der Titel des Psychotherapeuten ist in Deutschland gesetzlich geschützt, um hilfesuchende Menschen vor Missbrauch durch Scharlatane zu bewahren.

Ein Studium der Medizin oder der Psychologie ist also Voraussetzung, um Psychotherapeut zu sein, genügt jedoch nicht. Beide, ob Arzt oder Psychologe, müssen noch weitere fünf Jahre Ausbildung anschließen, um Psychotherapeut zu werden.

Man kann sich sicher vorstellen, dass es Unterschiede gibt, je nachdem, ob man einen ärztlichen oder einen psychologischen Psychotherapeuten aufsucht, da beide in den ersten fünf Jahren, während ihres Studiums, ganz verschiedene Dinge gelernt haben.

Ein Psychologe erfährt im Studium alles Mögliche über den Menschen. Wie der Mensch lernt. Wie er denkt. Wie er auf andere Menschen reagiert. Wie Gefühle entstehen, wie Denken funktioniert. Wie Motivation zustande kommt. Wie Kommunikationsstörungen entstehen. Wie psychische Störungen entstehen.

Ein Arzt lernt im Studium, wie der Körper funktioniert. Er lernt alles über Haut, Knochen, Muskeln, Gefäße, Organe. Er lernt auch sehr viel über Chemie, Biologie, Biochemie. Er lernt alles über die Diagnose und Therapie von körperlichen Erkrankungen.

Fehlt noch der Psychiater. Ein Psychiater hat immer Medizin studiert. Er ist Facharzt für Psychiatrie, genauso wie Orthopäden oder Gynäkologen Fachärzte sind. Auch er hat also nach seinem Studium eine zusätzliche Ausbildung absolviert.

In dieser Ausbildung hat er, sehr vereinfacht gesagt, gelernt, dass psychische Probleme durch Störungen des Stoffwechsels im Gehirn entstehen. Wenn jemand depressiv ist, dann fehlen dort bestimmte Botenstoffe. Diese verschreibt der Psychiater und hofft, dass damit alles wieder ins Gleichgewicht kommt.

Stark vereinfacht gesagt: Wenn Sie zu einem Psychotherapeuten gehen und erzählen, dass Ihr Kühlschrank in den letzten Wochen immer wieder mit Ihnen spricht, wird dieser Sie vielleicht nach Ihrer Kindheit fragen und ob damals niemand mit Ihnen gesprochen hat. Oder er fragt, was der Kühlschrank denn sagt und was Sie davon halten, ob Sie ihm antworten und ob es eher hilfreich ist, was er sagt, oder ob es Ihnen Angst macht.

Wenn Sie zum Psychiater gehen und von ihrem sprechenden Kühlschrank berichten, dann wird er Ihnen nach einigen präzisen Fragen Tabletten verschreiben. Falls die nach einigen Wochen nicht helfen, wird er andere verschreiben oder die Dosis erhöhen.

Der Psychiater denkt also, etwas in Ihrem Kopf ist krank oder kaputt, und möchte es heilen. Der Psychotherapeut denkt, das Problem hat irgendeine Ursache oder irgendeinen Sinn, er möchte es verstehen und lösen. Natürlich merken Sie, dass dieses Buch von einem Psychotherapeuten geschrieben wurde.

Ein lieber Freund von mir ist Psychiater und über seinen Beruf zutiefst resigniert. Oft sagt er beim dritten Bier, „wir können ja sowieso niemandem helfen, der eine psychische Störung hat", und meint damit sich und mich, unsere beiden Berufe.

Sie können sich, wenn Sie die Geschichten hier in diesem Buch gelesen haben, bestimmt vorstellen, dass Beruhigungstabletten oder auch Psychopharmaka kaum jemandem aus den geschilderten Zwickmühlen herausgeholfen hätten. Ich verstehe daher die Frustration meines Freundes und würde ihm von Herzen wünschen, dass er die eine oder andere zusätzliche Ausbildung im Laufe seiner Karriere gemacht hätte, um die eigenen Möglichkeiten zu erweitern. Leider ist er inzwischen pensioniert.

Nachtrag 1: Das folgende Detail habe ich oben ausgespart, um nicht zu verwirren, denn es ist leider sprachlich sehr spitzfindig: Auch wenn der Titel „*Psychotherapeut*" geschützt ist, gibt es zurzeit in Deutschland noch die Bezeichnung „Psychotherapie HPG". HPG steht für Heilpraktikergesetz.

Menschen, die diesen Titel benutzen, sind entweder Diplom-Psychologen, die nach ihrem Studium keine oder eine nicht anerkannte Weiterbildung absolviert haben.

Darüber hinaus dürfen Menschen aus allen denkbaren Berufen diese Bezeichnung verwenden, wenn sie Abendkurse gemacht und irgendwann eine Prüfung beim Gesundheitsamt abgelegt haben. Sie müssen nicht zwingend studiert haben. Sie müssen keine Praktika absolviert haben. Sie müssen sich nicht zehn Jahre lang fünf Tage die Woche in Theorie und Praxis auf die Tätigkeit vorbereitet haben. Es genügt, diese eine Prüfung zu bestehen, in welcher Basiswissen abgefragt wird („Was ist eine Phobie?"). Dies ist eine Nische, die vermutlich bald geschlossen wird.

Nachtrag 2: Während ich dieses Buch schreibe, wird in Deutschland ein eigenes Studium zum Psychotherapeuten entwickelt. Das Gesetz dafür liegt bereits vor. Dieses Studium wird wohl langfristig den Weg zu diesem Beruf verändern und die oben geschilderten Wege ersetzen.

Nutzen – Schönheit – Respekt

Kurt Ludewig, ein systemischer Psychotherapeut, hat 1988 einen Aufsatz geschrieben, in welchem er vorschlug, diese drei genannten Punkte zu Kriterien dafür zu machen, ob eine Therapie oder auch eine therapeutische Sitzung gelungen sei.

Ich fand den Aufsatz damals sehr klug – er ist in dem Jahr erschienen, in dem ich begonnen habe, als Psychotherapeut zu arbeiten. Bis heute denke ich, dass ich mich gerne daran messen lassen möchte, ob meine Therapiegespräche diese drei Kriterien erfüllen oder ihnen wenigstens möglichst nahekommen.

Wenn ich auf Kongressen berühmte Kollegen beobachte, die eine Live-Demonstration mit einem Klienten auf der Bühne durchführen oder das Video einer Therapiesitzung zeigen, dann fällt mir häufig dieses Dreigestirn ein: Der Nutzen ist dort meist offensichtlich, man sieht direkt im Gespräch, wie Veränderungen stattfinden im Denken und Fühlen der Klienten, in der Körpersprache, der Stimme, der Haltung zu ihrer Situation.

Besonders wenn ich an die direkten Schüler von Milton H. Erickson denke, seien es Jeff Zeig oder Stephen Gilligan in den USA, seien es Wilhelm Gerl, Burkhard Peter oder andere hier in Deutschland, erinnere ich mich daran, neben diesem offenkundigen Nutzen häufig auch die anderen beiden Dimensionen erlebt zu haben: Der große Respekt für die Personen, die vor ihnen sitzen, lässt sich an der hohen Aufmerksamkeit erkennen, mit der sie sich auf ihre Gesprächspartner konzentrieren. Aufmerksamkeit für das, was diese sagen, ebenso wie für das, was zwischen den Zeilen vermittelt wird.

Dieser wertschätzende Gesprächsstil stellt für mich gleichzeitig einen der Aspekte dar, durch die ein Gespräch ästhetisch wertvoll wird: Wenn zwei Menschen sich mit Respekt begegnen, erlebe ich darin eine „Schönheit an sich".

Ein zweites Kriterium, welches für mich die ästhetische Qualität, die Schönheit einer Therapiesitzung oder einer Therapie insgesamt, ausmacht, ist ihre Sparsamkeit. Dies ist ein sehr persönliches Kriterium, es hat mit meiner Art, meinem Persönlichkeitstyp zu tun.

Ich weiß, dass es Kollegen gibt, die sagen, dass eine gute Therapie lange dauern sollte, dass die Klienten genügend Zeit bekommen sollten, sich zu äußern, dass selbstverständlich kein Druck zur Veränderung entstehen sollte. Ganz sicher führen auch diese Kollegen sehr gute Therapien durch. Vielleicht würden sie die Schönheit einer Therapie sogar explizit am Ausmaß der Nähe und Vertrautheit festmachen, die über Jahre hinweg entsteht. Ich kann das grundsätzlich nachvollziehen.

Für mich liegt die erlebte Schönheit einer Therapie in den Momenten der Einfachheit, in der Eleganz einer Lösung. Es muss nicht unbedingt möglichst schnell gehen – aber doch möglichst einfach, möglichst unkompliziert, möglichst klar.

Oft ist es eine Herausforderung, diese verschiedenen Aspekte gleichzeitig im Blick zu behalten.

Mir ist bewusst, dass ich Frau Römer für fünf bis zehn Minuten wenig Respekt gezeigt habe, als ich sie aufgefordert habe, „spontan und authentisch locker" zu sein. Zugleich bin ich heute noch froh, dass mir diese Idee in der halben Stunde, die wir am Ende zusammen hatten, eingefallen ist – weil ich hoffe, dass sie eine Veränderung für dieses Paar bewirken konnte.

Vielleicht war es auch nach strengen Kriterien nicht wirklich respektvoll, Frau Jonas anzuschwindeln und zu behaupten, dass ich nur dann Termine frei hätte, wenn sie eigentlich zu Hause pünktlich das Mittagessen servieren musste.

Respekt ist für mich, jemanden als den zu sehen, der er ist. Mit seiner Art, mit seinen Problemen, mit seinem Weg in die Schwierigkeiten hinein, mit seinem Kampf um ein besseres Leben, mit seinen Schwächen, aber insbesondere auch mit seinen Stärken. Respekt ist für mich, nicht zu denken, jemand sei krank oder gestört. Respekt ist für mich, nicht streng nach „Manual" alle Klienten gleichzubehandeln, sondern mich einzulassen auf jeden einzelnen.

Es gab eine Zeit, als ich durch meinen zweiten Beruf als Trainer und Coach eine so große zeitliche Belastung hatte, dass ich überlegte, meine psychotherapeutische Praxis zu schließen und nur noch Seminare zu halten. Zu dieser Zeit besuchte ich ein fünftägiges Seminar bei Jeff Zeig. Es war um die Jahrtausendwende in Heidelberg, es war die ganze Woche über sonnig – ich erinnere mich sogar noch an den Flammkuchen in der Mittagspause.

Jeff zeigte uns am letzten Tag das Video einer Therapiestunde, in dem mir die Kriterien Nutzen – Schönheit – Respekt alle in außerordentlichem Maß erfüllt schienen. Das Problem, das Jeffs Klientin, eine ältere Dame, vorstellte, war Nägelkauen. Die in einer Stunde herausgearbeiteten und sowohl sanft wie auch wirkungsvoll bearbeiteten Hintergründe waren unter anderem ihre über 50 Jahre zurückliegenden Erlebnisse in einem KZ. Weder ihr noch Jeff war am Anfang der Sitzung klar gewesen, womit dieses harmlose Symptom in Verbindung stand.

Ich habe beim Anschauen gestaunt und war berührt, nicht nur vom Schicksal der Klientin und der tiefen Tragik dieses scheinbar so banalen Symptoms, sondern auch davon, was Jeff in dieser einen Stunde erreichen konnte. Für mich waren zwei Dinge in diesem Moment absolut klar: Gute Psychotherapie ist eine Kunstform. Und ich möchte das weiter betreiben, möchte es immer noch mehr lernen, möchte besser werden, möchte irgendwann, wenn ich 80 bin und Glück habe, in die Nähe einer solchen Qualität kommen.

Nach diesem Tag war klar, dass ich in dem Beruf bleiben würde. Danke, Jeff!

Mitzuerleben, vielleicht manchmal dazu beizutragen, wie einem Mitmenschen in der einen oder anderen Weise „ein Licht aufgeht", wie sich eine Tür öffnet, die einen Ausweg aus einer Sackgasse bietet, sodass ein freieres, glücklicheres Leben möglich wird – das sind bis heute ästhetische und bereichernde Momente meines Lebens.

Ich liebe diesen Beruf, bestimmt auch aus diesem Grund – und ich hoffe, dass ich Sie an diesem Gefühl teilhaben lassen konnte.

Dank

Zunächst und vor allem danke ich meiner Frau Maren: Danke, dass du mich wieder mal für einige Freizeitwochen an meinen Laptop ausgeliehen hast, danke, dass du dich um so vieles kümmerst, danke, dass du noch immer kämpfst. Danke auch für die wunderbaren Salate, die nur du machen kannst! Ich bin glücklich, stolz und froh, dass du dich vom Leben nicht unterkriegen lässt!

Dann danke ich all meinen Klienten und Klientinnen, die mir seit 1988 ihre Geschichten anvertraut und mir erlaubt haben, mit ihnen gemeinsam an einer guten Wendung zu arbeiten: Ich bin froh über Ihr Engagement, über Ihre Offenheit, über Ihr Vertrauen und natürlich auch über Ihr Feedback!

Weiterhin danke ich meinen großartigen Lehrern und Lehrerinnen. All ihre Namen aufzuzählen würde viele Seiten benötigen. Es waren viele, und jeder auf seine und jede auf ihre Art eindrucksvoll und hilfreich. Besonders wertvoll waren für mich in Deutschland Wilhelm Gerl, Gunther Schmidt und Bernhard Trenkle. International sind Jeff Zeig, Michael Yapko und in ganz besonderer Weise Stephen Gilligan für mich herausragende Vorbilder.

Lange bevor ich mit der praktischen Psychotherapie begonnen habe, hat mich bereits Paul Watzlawick mit seinen ersten drei Büchern außerordentlich beeindruckt. Diese

Art des Denkens und Handelns hat mich sofort angesprochen und berührt, sein feiner Humor hat mich oft erfreut.

Jeder der Genannten ist ein kreativer auch deshalb unverwechselbarer Psychotherapeut. Nachdem ich gerade die für mich wichtigsten Namen notiert habe, kann ich sehen: Jeder dieser Lehrer war in direkter Abfolge ein Schüler Milton H. Ericksons. Ich habe die Namen nicht nach diesem Gesichtspunkt ausgewählt – und doch ist es kein Zufall. Erickson hat seine Schüler persönlich und direkt beeinflusst, darüber hinaus ist er jedoch auch der Vater beziehungsweise Großvater von Therapieschulen wie der Systemischen und der Strategischen Therapie. Fast alles, was heute in der Hypnotherapie und im NLP relevant ist, hat Erickson maßgeblich vorgedacht und vorgelebt.

Für dieses Buch habe ich nach den ersten Kapiteln einige Freundinnen und Freunde um ihre Meinung zu Inhalt und Stil gebeten. Für ihr konstruktives, präzises und hilfreiches Feedback danke ich daher an dieser Stelle Saskia Bauerbach-Happ, meiner Schwester Katharina, Wilhelm Gerl, Simone Härtel, Sigrid Krichel, Miriam Leistenschneider, Manuela Throemer und ganz besonders Maren Strunden.

Tino Heeg gilt mein Dank für einige sehr konstruktive und hilfreiche Tipps im Zusammenhang mit dem Entstehungsprozess.

Für die kritische Lektüre des SmokeX®-Kapitels danke ich dem Erfinder der SmokeX®-Methode, Wilhelm Gerl. Auch seine sprachliche Präzision und Feinheit waren eindrucksvoll und ein großer Gewinn für dieses Kapitel. Lieber Wilhelm, du musst nun aushalten, dass ich dir für deine unterschiedlichen, immer wertvollen Hilfen gleich dreimal Dank sage!

Auch mein Vater Michael Fritzsche hat alle Kapitel kritisch gelesen. Danke, lieber Papa, für die verschiedenen klugen Anmerkungen und Tipps, sowohl inhaltlich wie auch sprachlich. Danke auch für deine Begeisterung und offen geäußerte Freude über das Buch – und ja, ich bin mir ebenfalls ganz sicher, die Mama hätte sich darüber gefreut.

Literatur

Breife, S. & Unestahl, L.-E. (1982): *Effekter av tre månaders mental träning i bowling (Effects on bowling skills under and after 3 months of mental training)*, Gothenburg and Örebro University.

Cecchin, G. (1989): *How to use the therapists biases in the therapeutic process.* Karlsruhe: Workshop auf dem Kongress „Entwicklungen der Familientherapie".

Erickson, M. H. & Rossi, E. (2015): *Hypnose erleben – Veränderte Bewusstseinszustände therapeutisch nutzen.* Stuttgart: Klett-Cotta.

Fritzsche, T. (2002): *Mehr Saft! – Der Therapeut als Instrument. Beobachtungen zur Therapeutenausbildung.* Dortmund: Verlag Modernes Lernen (*Zeitschrift für systemische Therapie*, Heft 4).

Fritzsche, T. (2016): *Wer hat den Ball? Mitarbeiter einfach führen.* Freiburg: Herder.

Fritzsche, T. (2019): *Selbst schuld – zum Glück! Die sieben Säulen des Stressmanagements.* Freiburg: Herder.

Gerl, W. (1998): *Moderne Hypnose – Hilfe durch das Unbewusste.* Stuttgart: Trias.

Gerl, W., Riegel, B., Schweizer, C. & Freund, U. (2015): *Rauchen*, in: Revenstorf, D. & Peter, P. (Hrsg.): *Hypnose in Psychotherapie, Psychosomatik und Medizin*. Heidelberg: Springer.

Grawe, K. (2001): *Psychotherapie im Wandel – Von der Konfession zur Profession*. Göttingen: Hogrefe.

Kim Berg, I. & Miller, S. (2003): *Die Wunder-Methode – Ein völlig neuer Ansatz bei Alkoholproblemen*. Dortmund: Verlag Modernes Lernen.

Ludewig, K. (1988): *Nutzen, Schönheit, Respekt – Drei Grundkategorien für die Evaluation von Therapien*. Heidelberg: Springer (Zeitschrift *System Familie*).

Peter, B. & Gerl, W. (1992): *Entspannung – Das umfassende Training für Körper, Geist und Seele*. Gütersloh: Orbis.

Schmidt, G. (2011): *Burnout Teil 2 – Nutzung von Stressfaktoren als „hypnosystemische Lösungswecker"*. Müllheim: Auditorium (CD).

Watzlawick, P. (1974): *Lösungen – Zur Theorie und Praxis menschlichen Wandels*. Bern: Huber.

Watzlawick, P. (1977): *Die Möglichkeit des Andersseins – Zur Technik der therapeutischen Kommunikation*. Bern: Huber.

Jetzt reicht es aber!

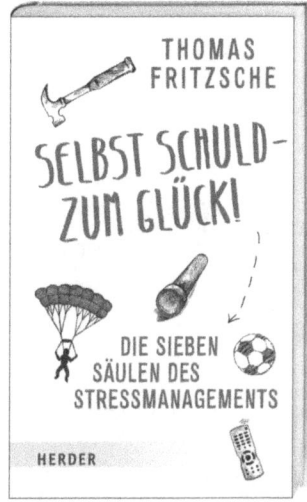

240 Seiten | Gebunden
ISBN 978-3-451-60075-3

Achim Bohn ist gereizt und fährt schon wegen jeder Kleinigkeit er aus der Haut. Sein Job als Manager reibt ihn auf! Gemeinsam mit einem Freund begibt er sich auf eine abenteuerliche Reise, auf der die beiden Schritt für Schritt begreifen, was Stress ist und dass sie selbst Schuld an ihrer Situation sind. Über die sieben Säulen des Stressmanagements und viele Gespräche kommen sie wieder zu sich selbst und stellen plötzlich fest, dass sie alles selbst in der Hand haben – zum Glück!

In jeder Buchhandlung!

HERDER

www.herder.de

Mitarbeiter erfolgreich führen!

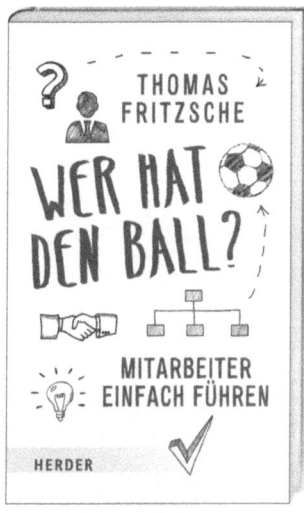

192 Seiten | Gebunden
ISBN 978-3-451-61374-6

Nur wer sich verantwortlich fühlt, ist auch wirklich motiviert! Anhand dieser These und der fiktiven, aber eingängigen Geschichte des Supermarktleiters Martin Dampf zeigt Thomas Fritzsche, wie drei einfache Regeln in einem Domino-Effekt das eigene Führungsverhalten komplett revolutionieren können. Mit Martin Dampf erlebt der Leser Schritt für Schritt, welche Schwierigkeiten bewältigt werden müssen, um diese Regeln in die Tat umzusetzen.

In jeder Buchhandlung!

HERDER

www.herder.de